Thomas Frankenbach

Schlank sein

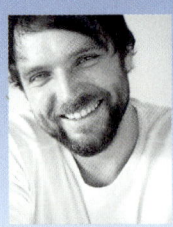

Thomas Frankenbach hat Ernährungswissenschaften sowie psychosoziale, integrative und komplementäre Gesundheitswissenschaften studiert. Er leitet den Fachbereich Ernährung und Bewegung in einer der traditionsreichsten Rehakliniken Deutschlands.

Neben seiner klinischen Arbeit hat er an mehreren wissenschaftlichen Forschungsarbeiten mitgewirkt und schreibt für verschiedene Fachzeitschriften. Auf der Basis seines Verständnisses vom Menschen als einer Leib-Seele-Einheit betreut er seit Jahren Spitzensportler sowohl psychologisch als auch in Fragen einer individuellen Ernährungs- und Trainingsgestaltung.

Von Thomas Frankenbach ist bereits erschienen:
Somatische Intelligenz, Koha-Verlag.
Warum Läufer beharrlich sind und Surfer das Leben genießen, Koha-Verlag.

Thomas Frankenbach

SCHLANK SEIN

Idealgewicht durch Somatische Intelligenz

Probleme lösen wir nicht
mit den Sichtweisen,
die zu den Problemen
geführt haben.

**Albert Einstein
(Physik-Nobelpreisträger und Genie)**

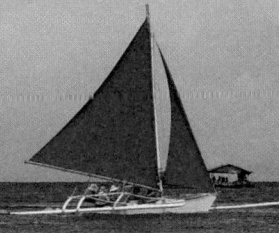

Inhalt

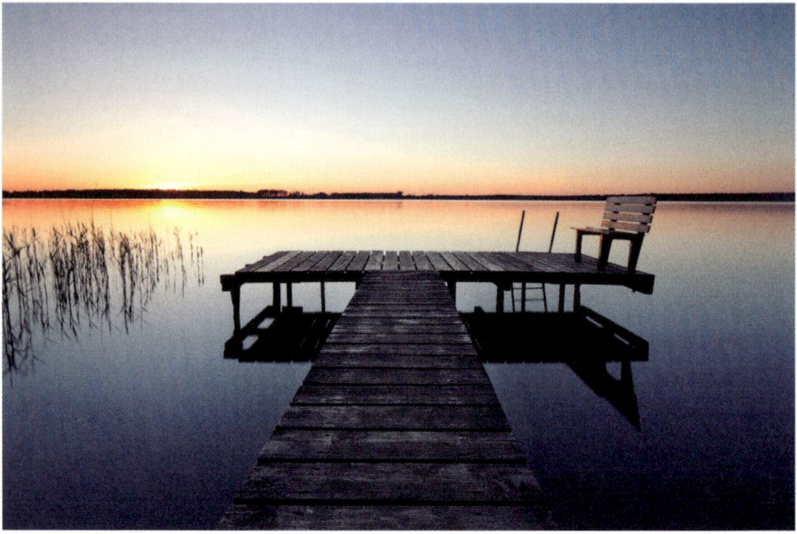

Anstatt eines Vorworts
Oder: Wie fühlt sich eigentlich Ihr *Leben* an?

Es ist kurz nach Mitternacht. Gerade habe ich die letzten Zeilen dieses Buches geschrieben und denke darüber nach, wie alles begann.

Die Entwicklung der Ideen für diesen kleinen Ratgeber und das Schreiben selbst waren für mich ein schöner, emotional aber auch mitunter aufreibender und anstrengender Prozess. Deshalb mussten als »Nervennahrung« neben meiner tagtäglichen Rohkosternährung auch Cola, Schokolade und Chips her. Ja tatsächlich, ich trinke und esse gelegentlich Junkfood –

und das ohne schlechtes Gewissen. Das liegt daran, dass ich mir immer nur so viel gönne, wie ich wirklich von diesen Getränken und Snacks vertrage – eben so, dass es sich gut anfühlt für mich und ich kein schlechtes Gewissen dabei habe. Viele andere »ungesunde« Dinge, die ich mir in früheren Zeiten unter Stress oft und reichlich einverleibt habe, kann ich dabei ohne Anstrengung außen vor lassen.

Das war lange Zeit ganz anders. Obwohl ich ja, wie Sie vielleicht wissen, Ernährungswissenschaftler und Leiter der entsprechenden Fachabteilung einer Rehaklinik bin, feierte ich in stressigen Zeiten immer wieder regelrechte Fressorgien, und das mit Sachen, die mir überhaupt nicht gut bekamen – weder meiner Figur noch meinem Aussehen, meiner Haut, meinem Stoffwechsel, meinem Immunsystem und erst recht nicht meiner Stimmung.

Zwar wurde ich dank einer günstigen genetischen Ausstattung und viel, viel Bewegung nie übergewichtig. Fakt war dennoch, dass ich diesen ungewollten Heißhungerattacken auf schlechtes Essen – trotz meines Wissens, meiner Ausbildung und klinischen Erfahrung – nichts, aber auch gar nichts entgegenzusetzen hatte.

Wenn mir Klienten mit Übergewicht von ähnlichen Erlebnissen in ihrem Ernährungsalltag berichteten, konnte ich ihnen daher aus vollem Herzen mein Verständnis entgegenbringen. Ich wusste ja zu gut, wie es sich anfühlte, wenn man eine unbezwingbare Lust auf Junkfood hatte, die einem letztlich alles andere als gut bekam.

Doch was fiel mir dazu an guten Tipps ein? Leider allzu oft die altbekannten, aber ebenso oft wenig zielführenden Empfehlungen wie »Nur satt und mit Einkaufszettel in den Supermarkt gehen«, »Mehr Bewegung«, oder »Beim Essen einfach diszipliniert sein«.

Tief im Herzen jedoch fühlte ich mich damit unzufrieden und fand, dass ich auch in gewissem Maße meiner Funktion als Ernährungscoach nicht gerecht wurde. Denn mir war ja immer intuitiv klar, dass diese Wege für die meisten Menschen keine echte Lösung sein konnten. Die Erfahrung zeigte, dass zu oft doch alles beim Alten blieb und sich der Zeiger der Waage bei kaum einem der Betroffenen, die so gerne abnehmen wollten, einen Millimeter nach links bewegte.

Ich begab mich also auf die Suche nach Antworten, die wirklich helfen sollten. Dabei machte ich eine spannende Entdeckung, die für viele Menschen (und auch für mich) lebensverändernd sein sollte.

Vor gut zehn Jahren begann ich, mich im Rahmen eines psychologischen Studiums und später meiner psychotherapeutischen Ausbildung mit einem Phänomen zu beschäftigen, das mich schon länger interessierte. Dabei handelte es sich – obgleich in unserer modernen westlichen Welt kaum beachtet – um eine der vielleicht ältesten Intelligenzleistungen des Menschen überhaupt: Es nennt sich die Somatische Intelligenz, die Intelligenz des Körpers. Auf unser Essen und Trinken bezogen besteht die Somatische Intelligenz in der Fähigkeit unseres Organismus, uns durch Signale – wie Lust oder Abneigung auf bestimmte Getränke oder Mahlzeiten – zu zeigen, welche uns guttun und welche nicht. Das betrifft immer die Auswahl unserer Nahrung wie auch die Menge von dem, was wir tagtäglich so alles zu uns nehmen.

Ich begann also mit Recherchen, erkundigte mich bei Psychologen, Ernährungsexperten und Ärzten und suchte nach Möglichkeiten, wie man diese verschüttete Fähigkeit der Somatischen Intelligenz – des Sich-Spürens im eigenen Körper – für uns »moderne Menschen« wiederbeleben könnte. Dass es schließlich funktionierte, konnte ich am eigenen Leib spüren und war von den Erfolgen angenehm überrascht: Je mehr ich die Signale meines Körpers zu verstehen und anzunehmen begann, desto weniger Lust hatte ich auf Nahrungsmittel, die mir nicht bekamen, und desto seltener kam es in der Folge auch bei Stress zu den bösen Heißhungerattacken.

Nach und nach baute ich die Methoden, die ich an mir selbst ausprobiert hatte – sie bestehen aus bestimmten einfachen Übungen –, auch in die Arbeit mit meinen Klienten ein. Und ich stellte fest, dass sie wirklich funktionierten: Je mehr sie ihre Wahrnehmung für die Signale ihres Körpers sensibilisierten, desto passgenauer entwickelte sich auch die Art meiner Klienten, sich zu ernähren. Und das alles ohne gute Vorsätze, Diätpläne und vor allem ohne Rückfälle in alte ungünstige Ernährungsmuster, wie sie bei den meisten Diäten ja leider an der Tagesordnung sind.

Wirklich wohltuend war dabei auch, dass ich mich endlich aus der unangenehmen Rolle befreien konnte, jemand zu sein, der angeblich pauschal wusste, was gut für andere ist und was nicht (in aktuellem wissenschaftlichem Licht betrachtet, ist so etwas nämlich oft gar nicht möglich). Meine Aufgabe bestand nun nicht mehr darin, anderen mit erhobenem Zeigefinger zu erklären, wie sie sich ernähren sollten, sondern ihnen ganz einfach ein effektives, verlässliches Handwerkszeug zu vermitteln, mit dem man für sich selbst herausfinden konnte, was man in welchen Mengen vertrug, sodass es keinen Schaden anrichtete, und man infolge dessen ganz einfach sein Wunschgewicht erreichen konnte.

Über Jahre hinweg habe ich dieses Konzept zur Schulung der Eigenwahrnehmung rund um Ernährung weiterentwickelt. Natürlich bin ich in dieser Zeit auch vielen Zweiflern begegnet. Jedoch gab es so gut wie niemanden, der nicht von meiner Methode überzeugt war, nachdem er sie mit mir in einigen Stunden eingeübt hatte. Ihre Essenz bildet die Grundlage dieses Ratgebers, den Sie gerade in den Händen halten.

Das gesamte Programm – ich nenne es kurz SI – habe ich für Sie so konzipiert, dass Sie sich durch keinen anstrengenden Theorieteil quälen müssen, sondern von der ersten Seite an Ihr Körpergefühl entwickeln können. Es wird Ihre persönliche Selbsterfahrung sein, die es Ihnen schon beim Lesen ermöglicht, sich in Sachen Ernährung und dem Erreichen Ihrer Wunschfigur eigenständig und mit wachsendem Selbstbewusstsein weiterzuentwickeln.

Sicher, auch bei SI handelt es sich um ein Ernährungskonzept. Zugleich ist die Somatische Intelligenz aber auch eine Lebenseinstellung, also eine innere Haltung sich selbst und der Welt gegenüber, die Sie nicht nur beim Essen anwenden, sondern letztlich auf alle Bereiche Ihres Lebens übertragen können.

Ich verspreche Ihnen, Sie werden davon begeistert sein, wie wenig Aufwand die Methoden und Übungen in diesem Buch erfordern und wie wirksam sie Ihnen dabei helfen werden, Ihr persönliches Maß zu finden und sich in Ihrem Körper wieder wohler zu fühlen. Sie werden in jeder Ernährungsfrage, die sich Ihnen von heute an stellt, sicher unterscheiden lernen zwischen dem, was Sie jetzt unbedingt wollen, und dem, was Sie wirklich brauchen. Und Sie werden schnell den wichtigsten Ernährungsfaktor spüren lernen, um Ihr Gewicht Ihren individuellen Anlagen entsprechend zu harmonisieren: Ihr Körpergefühl.

Dieses Buch ist eine Einladung an Sie, sich auf eine Reise zu sich selbst und Ihren echten Bedürfnissen zu begeben, statt irgendwelchen Patentrezepten zu vertrauen. Jeder Mensch ist anders. Zwar mögen schnelle Standardlösungen – wie aus zahlreichen Ernährungskonzepten bekannt, sei es durch bestimmte Kostempfehlungen oder Regeln zum Ess- und Trinkverhalten – hin und wieder logisch und verführerisch einfach klingen; die Gefahr ist jedoch groß, dass man auf diesen Wegen unterwegs scheitert und am Ende umso frustrierter ist, weil man einfach nicht gelernt hat, auf sich selbst zu hören. Wie unzählige Forschungsergebnisse zeigen, spielen zahlreiche Ernährungskonzepte oft nur mit unseren Sehnsüchten nach dem Idealgewicht, mehr Gesundheit oder Leistungsfähigkeit. Helfen tun sie auf Dauer und naturgemäß nur sehr bedingt.

Fünf einfache Schritte

Das Programm, mit dem Sie Ihre Somatische Intelligenz erspüren und damit Ihr typgerechtes Idealgewicht erreichen können, habe ich in fünf Schritten zusammengefasst. Jeder Step ist dabei ein Teil eines Gesamtkonzepts. Das heißt, erst in Kombination mit den anderen kann jeder einzelne Schritt seine volle Wirkung entfalten. Diese fünf Schritte sind:

1. Somatische Intelligenz – Basis-Know-how
2. Zur Ruhe kommen
3. Einen liebevollen, wertschätzenden Umgang mit sich selbst üben
4. Selbstwahrnehmung und Besonnenheit
5. Grundwissen zum Umgang mit Essen und Trinken

Egal, wie Sie sich zurzeit ernähren, ob Sie gerade »frei nach Schnauze« essen oder ein bestimmtes Konzept wie Low Carb, Vollwert- oder vegane Ernährung verfolgen: Mithilfe dieser fünf Schritte steht es Ihnen offen, die Weisheit Ihres Körpers als einen wunderbar hilfreichen Wegbegleiter für sich zu erschließen und die damit verbundenen Vorteile zu spüren. Denn Somatische Intelligenz besitzt jeder Mensch – auch Sie! Nur die wenigsten nutzen sie auch wirklich. Bei den meisten von uns schlummert sie ein Leben lang vor sich hin, ohne wirklich den Stellenwert zu bekommen, der ihr eigentlich gebührt.

Und nun wünsche ich Ihnen viel Spaß und Entdeckerfreude beim Sich-selbst-Erkunden und lade Sie ein zu einer ganz besonderen Verabredung mit Ihrem engsten Freund und Ratgeber: Ihrem Körper.

Herzlichst

Ihr
Thomas Frankenbach

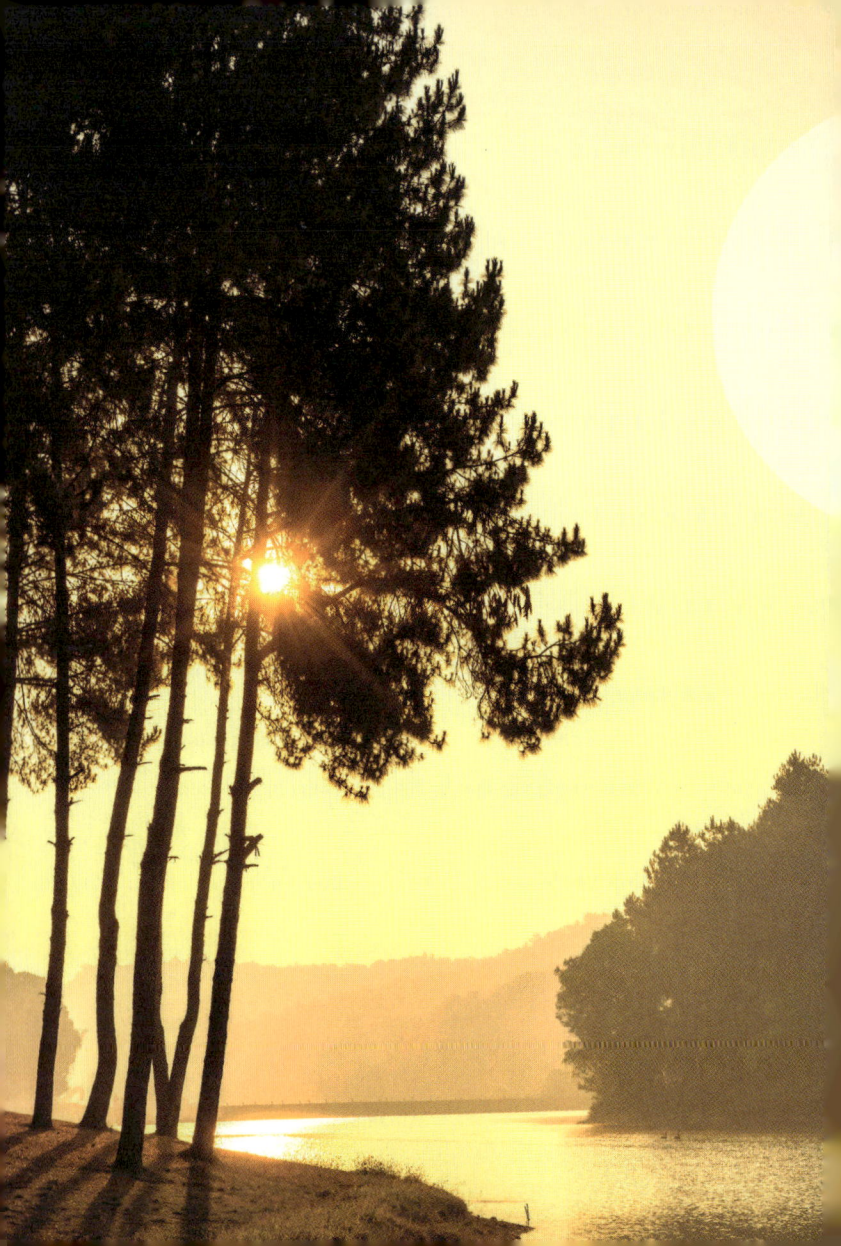

Der erste Schritt:

Somatische Intelligenz – Basis-Know-how

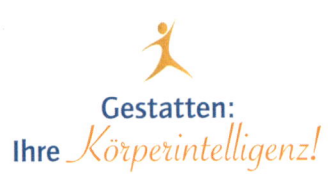

Gestatten:
Ihre *Körperintelligenz!*

Fangen wir mal ganz von vorne an. Wussten Sie, das sich ein gesundes, normalgewichtiges Baby nicht überessen kann? Von Geburt an weiß jeder Mensch aufgrund seiner Somatischen Intelligenz, wann er hungrig ist und wann satt. Wenn ein gesundes Baby gesättigt ist, hört es auf zu trinken oder zu essen. Wenn es genug hat, wendet es den Kopf von der Mutterbrust ab und lässt sich auch nicht zwingen, ein Fläschchen leer zu trinken.

Dieses Beispiel zeigt ganz klar, dass es bestimmte biologische Sensoren in uns gibt, die regeln, wie viel wir essen sollten, um gut versorgt, leistungsfähig und konzentriert zu sein. Hunger und Sattheit lassen sich also nicht trainieren.

Beim Überessen hingegen handelt es sich zum Großteil um ein über Jahre eingeübtes Verhalten. Dabei hat man die Signale, die einem der Körper gibt, immer wieder ignoriert.

Betrachtet man das Ganze aus der Perspektive der Menschheitsentwicklung, so ist die Somatische Intelligenz die älteste Form von Intelligenz überhaupt. Sie existierte schon lange vor der verstandesmäßigen, rational-kognitiven Intelligenz des Menschen mit seinem im Lauf der Evolution immer größer und differenzierter werdenden Gehirn. Bereits die ersten Lebewesen auf der Erde, die Einzeller, waren so davor geschützt, sich mit der falschen Nahrung zu versorgen. Aus diesen mikroskopisch kleinen Lebensformen gingen alle weiteren – auch der Mensch – hervor.

❧ Ihr Körper ist Ihr treuester Gefährte ❧

Vor einigen Jahren verbrachte ich eine gute Woche in einem Yoga-Ashram. Dort traf zur gleichen Zeit auch eine Gruppe von Neulingen ein, die hier die Meditation erlernen wollten. Mittags und abends gab es jeweils ein sich gut und gerne über acht Meter erstreckendes Büfett mit zahlreichen, vielfältigen, köstlichen Speisen. Mir fiel auf, wie einige der Neuankömmlinge am ersten Tag darüber herfielen – als hätten sie tagelang nichts mehr zu essen bekommen. Auch waren sie relativ laut und unruhig und wirkten noch weit davon entfernt, sich in irgendeiner Weise meditativ versenken zu können.

Aber dann geschah etwas Beachtliches: Nach dem dritten oder vierten Tag hatten »die Neuen« bereits einige Grunderfahrungen mit dem Meditieren und In-sich-Hineinspüren gesammelt. Sie hatten also damit begonnen, ihre Selbstachtsamkeit zu schulen. Und ich bemerkte, wie sich im Zuge dessen ihre Körperhaltung, ihre Ausstrahlung und auch ihr Lautstärkepegel sichtbar zum Positiven veränderten. Sie wirkten aufrechter, strahlender und mehr »in ihrer Mitte«, sodass sie sich zum einen nicht mehr lautstark bemerkbar machen mussten und zum anderen auch aufmerksamer zuhören konnten. Interessanterweise schlug sich diese Wesensveränderung auch in ihrem Essverhalten nieder. Galt bis kurz vorher noch das Motto »Lieber den Magen verrenkt, als dem Wirt was geschenkt«, wonach das Büfett in schöner Regelmäßigkeit fast leer gefuttert war, so traten sie jetzt viel ruhiger und ausgeglichener an die große Tafel. Sie wählten besonnen ihre Mahlzeiten aus, suchten bewusst aus, was ihnen schmeckte und bekam, und verzehrten ihr Essen genussvoll, langsam und in Ruhe. Je mehr sie in den folgenden Tagen beim Meditieren lernten, zur Ruhe zu kommen und ihr Gedankenkarussell auszuschalten, desto mehr spürten sie sich und desto besser nahmen sie auch ihre jeweiligen Ernährungsbedürfnisse wahr.

ᦥ Die Körpersignale verstehen ᦥ

Hinter der faszinierenden Gabe der Somatischen Intelligenz steckt, wie die neuere Forschung zeigt, eine hoch komplexe Leistung unseres vegetativen Nervensystems. Hierbei handelt es sich um das sogenannte autonome Nervensystem, über das Vorgänge im Körper – zum Beispiel der Herzschlag, die Atmung, die Verdauung und der Stoffwechsel – automatisch angepasst werden. Wir können diese Prozesse also nicht willentlich steuern. Zu diesem System gehören die Nerven unserer Verdauungs- und Bauchorgane, der Sinnesorgane und verschiedener Hirnregionen, in denen intuitiv Entscheidungen gefällt werden. Forscher vermuten, dass uns das sogenannte Vomeronasal- oder Jacobson-Organ – ein Teil des Geruchssystems im Gehirn, das beispielsweise über den Empfang von Sexuallockstoffen (Pheromonen) bei der Partnerwahl eine wichtige Rolle spielt – auch bei der Auswahl einer individuell förderlichen Nahrung unterstützt.

Über Somatische Intelligenz verfügt also jeder Mensch. Nur nutzt nicht jeder seine Begabung gleich gut. Jedem von uns steht es jedoch offen, zu lernen, wieder besser auf die Botschaften zu lauschen, die der Körper uns sendet.

Hierzu ein Beispiel: Für den gemütlichen Couchpotatoe-Abend vor dem Fernseher stehen die Chipstüte, die Lieblingsschokolade, Cola und eine Schüssel mit Gummibärchen bereit. Sobald der Fernsehkrimi spannend wird, beginnen wir wie ein Automat oder in Trance zu futtern und nehmen dabei gar nicht mehr die verschiedenen Geschmäcker, Aromen und Konsistenzen des leckeren Junkfoods wahr. Und wenn der Fall gelöst und der Fernseher aus ist, wundern wir uns, dass alle Schüsselchen leer sind. Mit dem Hauch eines schlechten Gewissens und vielleicht einem unruhigen Grummeln im Bauch, dem Gefühl von Unwohlsein und womöglich sogar einer inneren Unruhe machen wir uns dann auf ins Bett.

Alles ziemlich deutliche Signale, dass unser Körper nicht einverstanden ist mit dem, was wir ihm gerade einverleibt haben. Hätten wir unsere Somatische Intelligenz an diesem Abend feinfühliger und besonnener eingesetzt, wäre es mit einiger Wahrscheinlichkeit gar nicht zu dem nächtlichen Bauchgegrummel gekommen. Vermutlich hätten wir schon viel früher gespürt, was unser Körper zu dieser abendlichen Junkfood-Überflutung zu sagen hat. Und wahrscheinlich hätten wir schon viel früher die Reißleine gezogen, und zwar rechtzeitig in dem Moment, in dem wir unser individuelles Maß erkannt und auch entsprechend gewürdigt hätten. So hätte sich auch gar nicht erst der automatisierte Fress-Exzess eingestellt und wir hätten auch keine Übelkeitsquittung in Empfang nehmen müssen, die uns den Schlaf raubt.

Das Problem an diesem Abend waren folglich nicht die vielen Snacks, sondern dass wir unser Frühwarnsystem ignoriert haben. Nicht das Essen oder Trinken selbst ist also das Problem, sondern die Abwesenheit der Achtsamkeit für uns selbst.

Und wenn man seine Somatische Intelligenz überhört?

Neben unserer Körperintelligenz verfügen wir Gott sei Dank auch über eine Art Schutzpuffer, die sogenannten Redundanzen. Wenn wir also ab und an die Signale unseres Körpers missachten, so sind die meisten von uns in der Lage, das durch diesen Puffer noch zu verkraften. Handeln wir jedoch laufend gegen die Stimme unseres Körpers, so kann das auf vielen Ebenen selbstschädigende Züge annehmen, zu Übergewicht führen und krank machen.

Ich bin so moppelig: Sehe ich mich richtig?

Die meisten Menschen, mit denen ich wegen essbedingter Gewichtsprobleme und Essstörungen zu tun habe, verfügen über ein beeindruckendes Ernährungswissen. Mir fallen spontan jede Menge Klientinnen ein, die es mit ihrem enormen Nährstoff- und Diät-Know-how glatt mit so manchem Profi-Ernährungsberater aufnehmen könnten. Wenn ich allerdings ihre Fähigkeit anschaue, wie gut sie sich selbst wahrnehmen, wird mir immer wieder klar, dass die meisten genau hier deutliche Defizite aufweisen. Oft sind sie nicht in der Lage, zu beurteilen, ob ihnen einzelne Speisen überhaupt bekommen oder ob sie sich nach einem Essen wirklich satt oder noch hungrig fühlen.

Hier spiegelt sich ein schwieriges Muster unserer modernen Gesellschaft, in der immer mehr auf den Faktor Verstand und Wissen und weniger auf die Fähigkeit, zu fühlen und zu spüren, gesetzt wird. Schon in der Schule und später in der Ausbildung oder im Studium lernen die meisten von uns, ihre Verstandesintelligenz zu nutzen. Die Fähigkeit, sich intuitiv zu entscheiden und seiner Somatischen Intelligenz zu folgen, bleibt – obwohl wissenschaftlich eindeutig belegbar – in den meisten Bildungsstätten nach wie vor unbeachtet und ungefördert.

Indem ich meinen Klienten nun Stück für Stück den Weg zur Eigenwahrnehmung aufzeige und zugleich weniger Diätwissen vermittle, zeigt sich auch bei ihnen, was ich schon an mir selbst erlebt habe: Je feinfühliger sie für die Signale ihres Körpers werden, desto größer wird die Chance, dass sie ihre Ernährungsbedürfnisse klarer wahrnehmen und mit ihrem Körper besonnener umgehen. Je klarer sich also die Selbstwahrnehmung entwickelt, desto passgenauer gestaltet sich die Zusammensetzung und Menge der Nahrung.

✦ Sich wieder spüren – ein gutes Gefühl ✦

Sie werden überrascht sein, mit wie wenig Aufwand und Zeit und zugleich wie wirksam Sie ab sofort Ihr individuell passendes Maß beim Essen finden können. Folgen Sie einfach den Signalen, die Ihnen Ihr Körper unentwegt sendet.

In allem, was die SI-Methode ausmacht, stehen nicht Theorie und viele Worte im Vordergrund. Es geht vielmehr um den bestmöglichen Level, den jeder von uns an innerer Entwicklung, an Körpergefühl und Selbsterfahrung erreichen kann. So fördern Sie im wahrsten Sinn des Wortes Ihr Selbst-Bewusstsein und daraus folgend Ihre Selbstsicherheit. Das gilt in erster Linie für Ihre Ernährungsgewohnheiten, betrifft aber im Grunde den gesamten Lebensstil.

◞ So werden Sie Ihr eigener Ernährungscoach ◟

In den Genuss des Erfolgs, der sich durch das Training der Eigenwahrnehmung einstellt, kommt tatsächlich jeder Mensch. Wie gut Sie sich und Ihre wahren Bedürfnisse spüren können, ist dabei weder abhängig von Ihrem Alter, Ihrem Geschlecht oder Ihrer Ausbildung noch von Ihrer Fähigkeit, logisch zu denken. Das Einzige, was Sie wirklich brauchen, um Ihre Körperintelligenz optimal für sich zu nutzen, ist aufmerksames, achtsames und zugleich unangestrengtes Üben.

Indem Sie Ihr Gespür für Ihre Somatische Intelligenz verfeinern, können Sie etwas für sich tun, was nur Sie alleine erreichen können und kein anderer Mensch in Ihrem Leben: Sie entdecken eine Begabung wieder, die Ihnen von Geburt an zur Verfügung stand. Mit dieser angeborenen Fähigkeit waren Sie schon als Säugling in der Lage, intuitiv zu beurteilen, welche Nahrung Ihnen bekam und guttat, was Sie nicht mochten, weil es Ihnen möglicherweise hätte schaden können, und wann Sie gesättigt waren, ohne sich vorher zu überessen. Kein Diätkonzept der Welt hingegen kann Ihnen im selben Maß

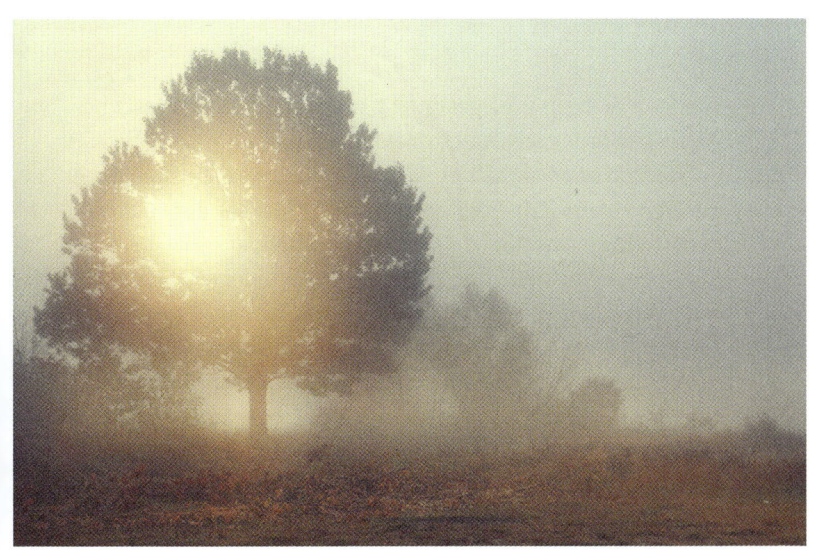

wie die Erfahrungen, die Sie selbst »aus dem Bauch heraus« und von Geburt an gemacht haben, dabei helfen, Ihr tief innewohnendes Wissen um die für Sie passende Ernährung wieder zum Vorschein zu bringen.

◈ Fühlen lernen, was wirklich guttut ◈

Kennen Sie das Phänomen der selektiven Wahrnehmung? Dazu ein Beispiel: Sie möchten sich ein neues Auto kaufen und entscheiden sich für ein weißes Cabrio. Noch am selben Tag begegnen Ihnen auf dem Weg nach Hause fünf Wagen genau dieses Typs. »Das gibt's doch gar nicht!«, denken Sie sich. Obgleich dieses Modell auch in der Vergangenheit sicher immer wieder mal Ihren Weg gekreuzt hat, ist es Ihnen erst jetzt bewusst geworden, als Sie es selektiv wahrgenommen haben.

Ganz ähnlich verhält es sich, wenn wir uns die ersten Male die Signale bewusst machen, die uns der Körper auf verschiedene Nahrungsmittel und Getränke hin sendet.

Einer meiner Klienten berichtete nach einigen Sitzungen mit dem Üben seiner Selbstwahrnehmung, wie ihm Tag für Tag klarer wurde, wie wenig gut ihm die gewohnte Tüte Gummibärchen tat, die er sich in der Arbeit »gönnte«, um das Nachmittagsloch zu überstehen. Auf einmal spürte er, wie unruhig sein Magen reagierte, wie nervös er wurde und wie sich eine Viertelstunde nach der »Gummibärcheninfusion« auch seine Laune verschlechterte. Jahrelang hatte er diese Signale, die ihm sein Körper verlässlich schickte, einfach nicht auf dem Schirm. Da die Naschgewohnheiten mit der Zeit immer mehr ausuferten, hatte er zugenommen, die Vorstufe eines Typ-2-Diabetes (Zuckerkrankheit) entwickelt und stand kurz davor, Insulin spritzen zu müssen. Ein mehrwöchiges Schulungsprogramm für Diabetiker mit zahlreichen wohlgemeinten Ernährungsempfehlungen konnte ihm auch nicht dabei helfen, von seinen nachmittäglichen wie auch spätabendlichen Futteranfällen zu lassen.

Was ihm jedoch wirklich und nachhaltig half, waren einige Stunden Schulung in der Fähigkeit zur Eigenwahrnehmung – völlig frei von irgendwelchen Diättipps. Der Erfolg sprach für sich: Schon nach drei Monaten brachte der Mann gut zehn Kilogramm weniger auf die Waage, und auch seine Blutzuckerwerte hatten sich deutlich verbessert. Ganz klar, dass er damit auch darauf verzichten konnte, Insulin zu spritzen. Der Typ-2-Diabetes verflüchtigte sich ganz einfach. Sein Gespür für die Somatische Intelligenz hatte er im Lauf der Zeit so weit entwickelt, dass er sein Ess- und Trinkverhalten intuitiv und mit wachsender Sicherheit danach ausrichtete. Noch ein halbes Jahr später hatte er sein gefühltes Idealgewicht erreicht, und seine Blutzuckerwerte waren völlig normal. So blieb ihm der klassische Werdegang eines Diabetikers mit erheblichen Gesundheitsrisiken erspart – und das Ganze ohne Einsatz von kostspieligen Medikamenten, die mitunter erhebliche Nebenwirkungen haben, und ohne eine komplizierte Ernährungsumstellung.

✺ Jedem das Seine ✺

Natürlich muss jeder von uns essen und trinken. Das ist ein Vitalbedürfnis und erhält uns am Leben. Allerdings braucht längst nicht jeder Mensch die gleiche Nahrung. Jeder von uns ist ein Individuum, das betrifft auch unseren individuellen Stoffwechsel. Denn was dem einen gut bekommt und ihn gesund erhält, muss für den anderen noch lange nicht gelten.

Versuchen Sie es doch ganz einfach so zu betrachten: Wir unterscheiden uns von anderen sowohl hinsichtlich unseres Äußeren als auch unseres Inneren. Jeder Mensch ist ein Individuum und damit einzigartig: anatomisch, physiologisch und somit auch hinsichtlich seiner Nahrungsbedürfnisse. Zwar brauchen wir alle letztlich in gewisser Regelmäßigkeit etwas zu essen und zu trinken, jedoch nicht unbedingt in der gleichen Zusammensetzung, Beschaffenheit und Menge.

Betrachten wir jedoch die gängigen Ernährungsempfehlungen, so scheint offenbar bereits seit Jahrzehnten die Frage nach der optimalen Nährstoffform und -menge für jeden von uns einheitlich geklärt: Vollkorn ist der Gesundheit angeblich zuträglicher als Weißmehl; Obst und Gemüse sind per se Gesundheitskost, und je höher der Grad der Naturbelassenheit von Lebensmitteln ist, desto besser sind sie für uns.

Anders als in der Naturheilkunde oder auch in den auf jahrtausendealten Erfahrungen beruhenden traditionellen asiatischen Medizinsystemen spielen bei den etablierten westlichen Ernährungsgesellschaften individuelle Stoffwechselunterschiede bislang keine große Rolle. Dabei ist gerade dieser Punkt oft der entscheidende.

Wie groß die Verschiedenheiten bei individuellen Nahrungsbedürfnissen sind, lässt sich aber faszinierend genau erspüren, und zwar von dem Moment an, in dem man sich für seine Somatische Intelligenz zu sensibilisieren beginnt.

Bei einem Menschen etwa, der mit Leidenschaft regelmäßig üppige Fleischportionen verdrückt und spürt, dass er auch dauerhaft gut damit zurechtkommt, handelt es sich meist um einen Stoffwechseltyp, welcher die gerade für dieses Lieblingsessen notwendige biologische Ausstattung mitbringt: Er produziert beispielsweise viel Magensaft und jede Menge der speziell zur Verdauung von tierischem Eiweiß erforderlichen Enzyme. Ein anderer nimmt bei einem hohen Getreideanteil im Essen (also Brot, Nudeln & Co) leichter zu. Wieder ein anderer reagiert mit verstärkter Schleimbildung in den Atemwegen auf diese Kost, während sein Gegenüber überhaupt nichts daran stört. Dann aber gibt es natürlich auch Menschen, die bei einer vollwertigen Vollkornkost gesundheitlich regelrecht aufblühen. Andere wiederum vertragen diese nur schlecht, bekommen Verdauungsprobleme und können höchstens winzige Mengen des vollen Korns problemlos verarbeiten. In meiner Klinikarbeit begegnen mir auch immer wieder Menschen, denen die unterschiedlichsten an und für sich als gesund geltenden Obst- und Gemüsesorten überhaupt nicht guttun und die über Beschwerden nach deren Verzehr klagen.

Was sich nach vielen Jahrzehnten Ernährungsforschung und -aufklärung als vermeintlich »gesund« in unserem Bewusstsein festgesetzt hat, muss folglich für den Einzelnen überhaupt nicht immer zuträglich sein.

Maßgebend für eine Ernährungsweise, die einem guttut und dafür sorgt, dass man ein gesundes Gewicht erreichen und auch halten kann, ist also nicht irgendein Diätdogma, sondern schlicht die Tatsache, welche Mahlzeiten einem gut bekommen und welche nicht. Und je besser Sie die Signale verstehen, die Ihr Körper Ihnen anhand von Lust, Abneigung, Sättigungsgefühlen und Bekömmlichkeit sendet, desto sicherer werden Sie Ihr persönliches, richtiges Maß finden. Das gilt für die Auswahl und Menge Ihres Essens wie auch für alle anderen Bereiche des Lebens, in denen Sie Entscheidungen für sich treffen müssen.

Für mehr Grundlagenwissen zur Körperintelligenz empfehle ich Ihnen mein Buch **»Somatische Intelligenz – Hören, was der Körper braucht«**. Hinweise auf die **App zum vorliegenden Ratgeber** sowie **Informationen über die SI-Trainer-Ausbildung** finden Sie auf den Seiten 110/111 dieses Buches.

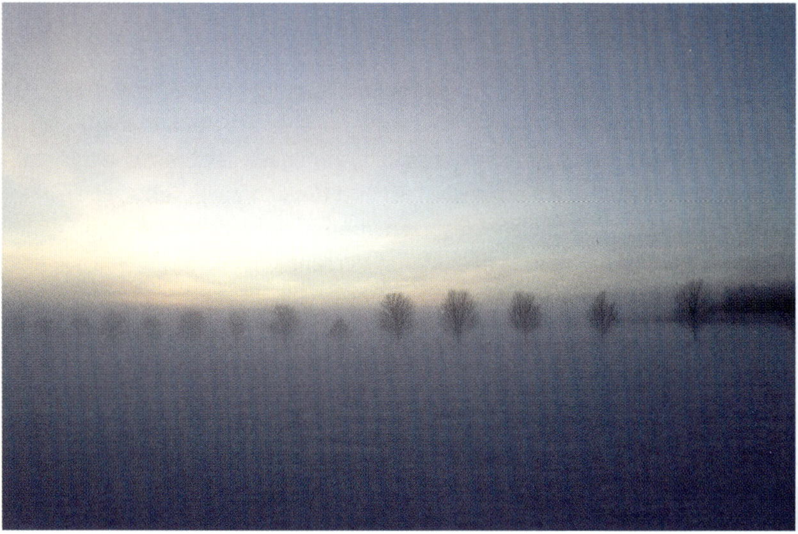

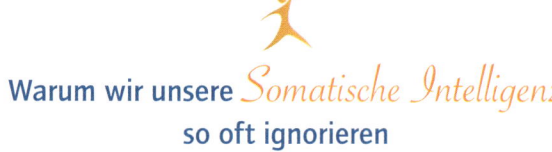

Warum wir unsere *Somatische Intelligenz* so oft ignorieren

⤣ Alte Muster verändern unsere Wahrnehmung ⤢

Können Sie sich noch erinnern, was früher bei Ihnen in der Familie gesprochen wurde, wenn Sie sich zum Essen versammelten? Was wurde bei Ihnen gekocht? Gab es frisch zubereitete Mahlzeiten oder eher Fertiggerichte? Welche innerfamiliären Botschaften und Prägungen verbinden Sie mit Essen und Trinken? Sind Sie mit Leitsätzen aufgewachsen wie: »Du stehst nicht auf, bevor der Teller leer ist!«, »Es wird gegessen, was auf den Tisch kommt!«, oder: »Stell dich nicht so an, du isst das jetzt!«? Auf den ersten Blick erscheinen uns solche Phrasen vielleicht ein bisschen schrullig, aber doch nicht wirklich problematisch. Trotzdem sollte man ihre Tiefenwirkung auf die Psyche nicht unterschätzen. Wie oft haben Sie solche Sätze gehört und – weil sie noch so jung waren – »ungefiltert« verinnerlicht?

Aus der Verhaltenspsychologie weiß man, dass solche Botschaften dazu führen können, eigene Gefühle wie auch die Signale des Körpers unter ihrem Einfluss nach und nach zurückzustellen oder auszublenden. Damit gehören wir zwar enger zu dem Familienverbund dazu, in dem »man« eben so und so isst und trinkt, aber man verliert sich selbst und seine Bedürfnisse aus dem Blick. Das betrifft den Körper ebenso wie die Seele.

Wenn man sich den Einfluss dieser Muster auf den eigenen Lebensstil – zu dem die Ernährungsweise unbedingt dazugehört – nicht klarmacht, behält man sie ein Leben lang. Das kann nicht nur dazu führen, dass man dick und dicker wird, sondern infolgedessen auch erhebliche Gesundheitsrisiken schultern muss.

Denken Sie also einmal nach, welche Glaubenssätze in Ihrer Familie hinsichtlich des Essens und Trinkens galten und immer noch für Sie Gültigkeit besitzen. Dabei müssen Sie niemandem böse sein – oft handelt es sich dabei um über Generationen »vererbte« Muster, für die keiner der Betroffenen wirklich etwas kann.

Bei vielen von uns haben solche Leitsätze systematisch dazu geführt, die eigenen Bedürfnisse nicht mehr wahrzunehmen und stattdessen das eigene Handeln nach den Erwartungen anderer Menschen auszurichten. Und das verrückterweise, obwohl wir – mittlerweile erwachsen, frei und mündig – gerade das in unserer heutigen, von individueller Freiheit geprägten Zeit gar nicht mehr tun müssten. Allein schon der Gedanke, so zu handeln, dass man seinen eigenen Belangen und emotionalen Bedürfnissen nachkommt, verursacht bei vielen Schamgefühle oder Peinlichkeit. Nicht wenige haben ihre eigenen Empfindungen sogar so sehr verdrängt, dass sie sie ohne professionelle psychotherapeutische Hilfe gar nicht mehr wahrnehmen können.

Glaubenssätze, die uns von unseren Gefühlen und inneren Bedürfnissen abtrennen, müssen sich dabei gar nicht mal unbedingt aufs Essen bezogen haben, um sich auf unsere Ernährungsweise auszuwirken:
»Der Esel nennt sich zuerst.«
»Ein richtiger Mann kennt keinen Schmerz.«
»Eine starke Frau jammert nicht.«
»Beiß die Zähne zusammen, dann geht's schon wieder.«
»Nimm dich nicht so wichtig!«

Kommen Ihnen einige dieser Sätze bekannt vor? Und was glauben Sie, inwieweit diese Leitsätze auch heute noch Einfluss auf Sie nehmen – und in welchen Bereichen Ihres Lebens?

⤳ Je höher die Reizüberflutung von außen, desto geringer wird unsere Fähigkeit, uns selbst wahrzunehmen ⤺

Noch nie zuvor hatten wir in den westlich-demokratischen Industrieländern mehr Möglichkeiten, unser Leben in Freiheit zu gestalten, als heute. Noch zu keiner Zeit allerdings war der Mensch auch dauerhaft einem solchen Tempo, einem so hohen Leistungsdruck und derart vielen Außenreizen ausgesetzt wie heute: mehr als 50 TV-Sender, massenweise Informationen aus dem Internet, die ständige Erreichbarkeit über das Smartphone oder per E-Mail und eine immerwährende Medienflut mit sich obendrein laufend widersprechenden Informationen haben bewirkt, dass wir uns heute in einer Welt bewegen, die sich in einem ständigen Wandlungsprozess befindet und sich damit immer unübersichtlicher gestaltet. Dabei wissen wir aus der psychologischen Forschung mittlerweile genau: Je höher die Dichte an Reizen von außen, desto höher auch das Risiko, dass der Einzelne viele der Signale, die sein Körper ihm sendet, gar nicht mehr mitbekommt.

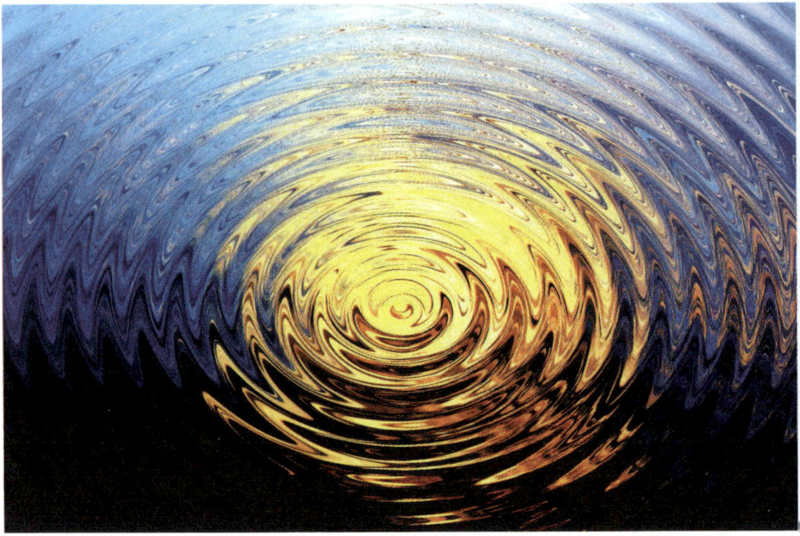

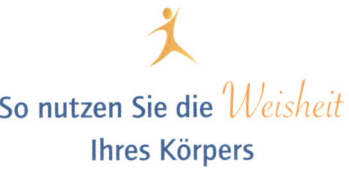

So nutzen Sie die *Weisheit* Ihres Körpers

Um das – uns in die Wiege gelegte – System der Selektion unserer Nahrungszufuhr bestmöglich zu nutzen, müssen wir nur den Blick auf uns selbst schärfen und uns selbst und unseren Sinnen genügend Beachtung schenken. Und so sehen die ersten Schritte dazu aus:

✎ Jeder Mensch hat sein eigenes Idealgewicht ✎

Für jeden Mensch bedeutet »Schlanksein« etwas anderes. Zwar versuchen Experten immer wieder anhand von Formeln – wie zum Beispiel den Body-Mass-Index (BMI) – festzulegen, wie viel ein Mensch wiegen darf, damit man von einem gesunden Gewicht sprechen kann. Daraus jedoch sein individuelles Idealgewicht schlusszufolgern, ist wenig sinnvoll und macht allzu oft frustriert und unzufrieden. Schließlich ist jeder von uns ein Unikat mit einem individuell angelegten Knochenbau und Muskeln, Fettspeicherkapazitäten und Proportionen, die sich obendrein genetisch bedingt und je nach Lebensalter in völlig unterschiedliche Richtungen entwickeln können.

✎ Verschiedene Körpertypen ✎

Sehen Sie es einmal so: Nur weil drei Menschen gleich groß sind, kann man bei ihnen längst nicht vom selben Idealgewicht ausgehen. Vielleicht hat einer von ihnen längere Gliedmaßen und dafür einen kürzeren Rumpf, der andere Anlagen zu besonders ausgeprägten Beinmuskeln, einem ebensolchen Oberkörper und mehr Speck um den Bauch, während wieder ein anderer von Natur aus mit besonders langen, dünnen Armen und Beinen ausgestattet ist und somit auch ein weit niedrigeres natürliches Körpergewicht als die anderen beiden hat.

Während bestimmte genetische Stoffwechseltypen überschüssige Kalorien aus der Nahrung für »schlechte Zeiten« in ihren Fettdepots einlagern, bleiben gerade lang- und schmalgliedrige Menschen trotz reichlicher Nahrungszufuhr oft rank und schlank. Eine Begründung hierfür lautet: Diese Typen speichern ein Zuviel an Kalorien nicht für magere Zeiten ein, sondern geben es durch Abstrahlung von Körperwärme umgehend wieder ab. In dem Moment, in dem Wärme an der Körperoberfläche nach außen abgegeben wird und gleichzeitig nur eine geringe isolierende Fettschicht vorhanden ist, entsteht – ähnlich wie beim Schwitzen – ein Kältegefühl. Hier liegt auch die Ursache dafür begründet, weshalb viele der schlanken Vielesser oft sogar in warmer Umgebung frieren.

So mancher Betroffene – denn auch sehr dünne Klienten betreue ich – berichtete mir schon, wie belastend so eine Stoffwechsellage sein kann. Nicht allein wegen des Kältegefühls, sondern auch aufgrund des Drucks, dem sie sich ausgesetzt fühlen, weil sie immer wieder einer Essstörung (Magersucht oder Bulimie) verdächtigt werden. Auch dies ist ein Beweis dafür, wie verkrampft in vielen Teilen unserer Gesellschaft mit Abweichungen von sogenannten Figur-Normen umgegangen wird. Deshalb ist es besonders wichtig, nicht unreflektiert gängigen Vorurteilen und Dogmen zu folgen.

⸎ Vieles ist auch erblich ⸎

Zurückgehend auf den amerikanischen Psychologen William Sheldon, unterscheidet man zwischen dem ektomorphen, mesomorphen und endomorphen Körpertyp. Ektomorphe Typen sind eher schmächtig und mit eher flacher Brust, langen, dünnen Armen und Beinen ausgestattet. Sie nehmen nur sehr schwer an Gewicht zu. Im Gegensatz dazu sind endomorph veranlagte Menschen von Natur aus praktisch das Gegenteil:

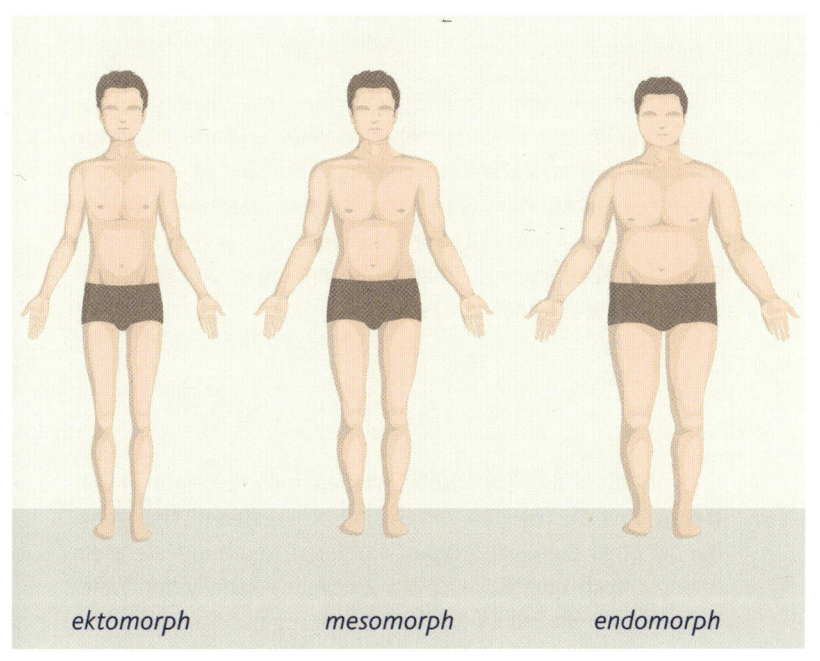

*Die verschiedenen Körperbau- und Konstitutionstypen
[siehe auch den Selbsttest in der App (► Seite 110)]*

relativ massig und muskulös und zusätzlich, aufgrund ihrer
besonderen genetischen Anlagen, mit eher kürzeren Gliedmaßen und größeren Fettspeichern versehen. Sie wirken daher
oft rund und weich. Schon eine leichte Überversorgung mit
Kalorien führt bei ihnen zu mehr Einlagerung von Körperfett.
Oft – ohne dies zu dogmatisch handzuhaben – vertragen
solche Körpertypen eine eiweißbetonte (Fleisch, Fisch, Soja,

Milchprodukte) und kohlenhydratarme Kost recht gut. Gewissermaßen zwischen dem ektomorphen und endomorphen liegt der mesomorphe Körperbautyp. Ihm sind eine gut ausgebildete Muskulatur bei gleichzeitig relativ geringer Neigung zur Einlagerung von Körperfett in die Wiege gelegt worden. Fehlt ihm allerdings regelmäßige Bewegung im Alltag, nimmt er oft sehr leicht an Fettmasse zu.

ᦥ Welcher Körpertyp bin ich? ᦥ

Obwohl diese drei Konstitutionstypen auch in Reinform auftreten, sind die meisten von uns »Promenadenmischungen«, bei der einer dieser drei Typen dominiert und mindestens ein anderer auch eine Rolle spielt. Zweifellos kann jeder dieser Körpertypen im Fall einer Überversorgung mit Kalorien übergewichtig werden. Die definitiv größte Bereitschaft zeigen jedoch diejenigen Typen, bei denen die endomorphen Anteile dominieren. Nun können Sie sich selbst fragen:

- Welcher dieser drei ererbten Körperbautypen dominiert bei mir?
- Welcher spielt zusätzlich mit hinein?
- Und welche Anlagen zur Gewichtsentwicklung wurden mir so in die Wiege gelegt?

Die wichtigsten Informationen über Ihre Konstitution und Ihr Körpergewicht erhalten Sie daher nicht von einer Waage, einem Maßband, das Sie sich um den Bauch schnallen, oder einem Fettmassemessgerät (Bioimpedanzmessung). Greifen

Sie ganz einfach zurück auf Ihre naturgegebene Selbstwahrnehmung: Schauen Sie in den Spiegel – und fördern Sie Ihre Somatische Intelligenz.

⚜ Ihr Körpergewicht hat seine Gründe ⚜

Neben Erbgut und Ernährung, die ja den Körperbau und das Aussehen mitbestimmen, gibt es weitere Faktoren, die das Körpergewicht beträchtlich beeinflussen. Ärzte, Ernährungsberater und Sporttrainer beachten diese Ursachen jedoch immer noch viel zu selten. Neben Bewegungsmangel, Ernährungsweise und genetischer Ausstattung spielen noch andere Faktoren beim Zünglein auf der Waage eine Rolle. Dazu gehören beispielsweise hormonelle Abweichungen, die noch nicht einmal unbedingt einen Krankheitswert haben müssen (z. B. bei Schilddrüsen- oder Geschlechtshormonen). Nicht selten kann auch eine längerfristige seelische Überforderung den Spiegel an Stresshormonen (z. B. Cortisol) so beeinflussen, dass man bei entsprechender genetischer Ausstattung drastisch zunimmt, ohne unbedingt mehr gegessen zu haben als sonst. Im Sprachgebrauch haben sich dafür nicht von ungefähr Begrifflichkeiten wie »Kummerspeck« oder »dickes Fell« eingebürgert.

Neuere Forschungsergebnisse zeigen darüber hinaus, dass auch die Beschaffenheit der Darmflora mit darüber entscheidet, wie die mit der Nahrung aufgenommenen Kalorien verstoffwechselt werden. So kann eine Antibiotikatherapie zu einer Veränderung der Darmflora führen und infolgedessen auch zu einer Gewichtszunahme. Auch bestimmte Viren, wie etwa das neu entdeckte Adenovirus 36 (Ad-36), können eine Gewichtszunahme verursachen.

Nicht wenige Menschen nehmen durch die Einnahme bestimmter Medikamente, wie etwa Psychopharmaka, zu. All diese Faktoren sollte jeder Mensch mit Gewichtsproblemen berücksichtigen und bei Bedarf mit einem Spezialisten (z. B. Endokrinologen) weiter abklären.

Faktoren, die das Körpergewicht mitbestimmen können

Dickmachende Faktoren	Begründung
Nahrungsaufnahme	• Positive Energiebilanz: Es werden mehr Kalorien aufgenommen, als der Körper braucht • Dem Körper wird nicht die individuell passende Nahrungszusammensetzung zugeführt
Genetik	• Veranlagung zur Einlagerung überschüssiger Kalorien in Form von Fettgewebe • Enzymaktivität oder Darmflora

Hormonelle Abweichungen oder Störungen	• Betrifft die hormonproduzierenden Drüsen des Körpers, z.B. Hirnanhangsdrüse, Schilddrüse, Bauchspeicheldrüse, Nieren und Nebennieren, Sexualorgane
Körperliche Aktivität	• Nichterreichen des individuell günstigen Maßes an körperlicher Aktivität • Im Verhältnis zur Nährstoffaufnahme zu wenig körperliche Aktivität
Medikamente	• Psychopharmaka • Betablocker • Hormone, z.B. Cortison, Insulin, Geschlechtshormone
Nervliche Überforderung	• Vermehrtes Essen als entspannungsfördernder Ausgleich • Erhöhte Sekretion von dickmachenden Stresshormonen

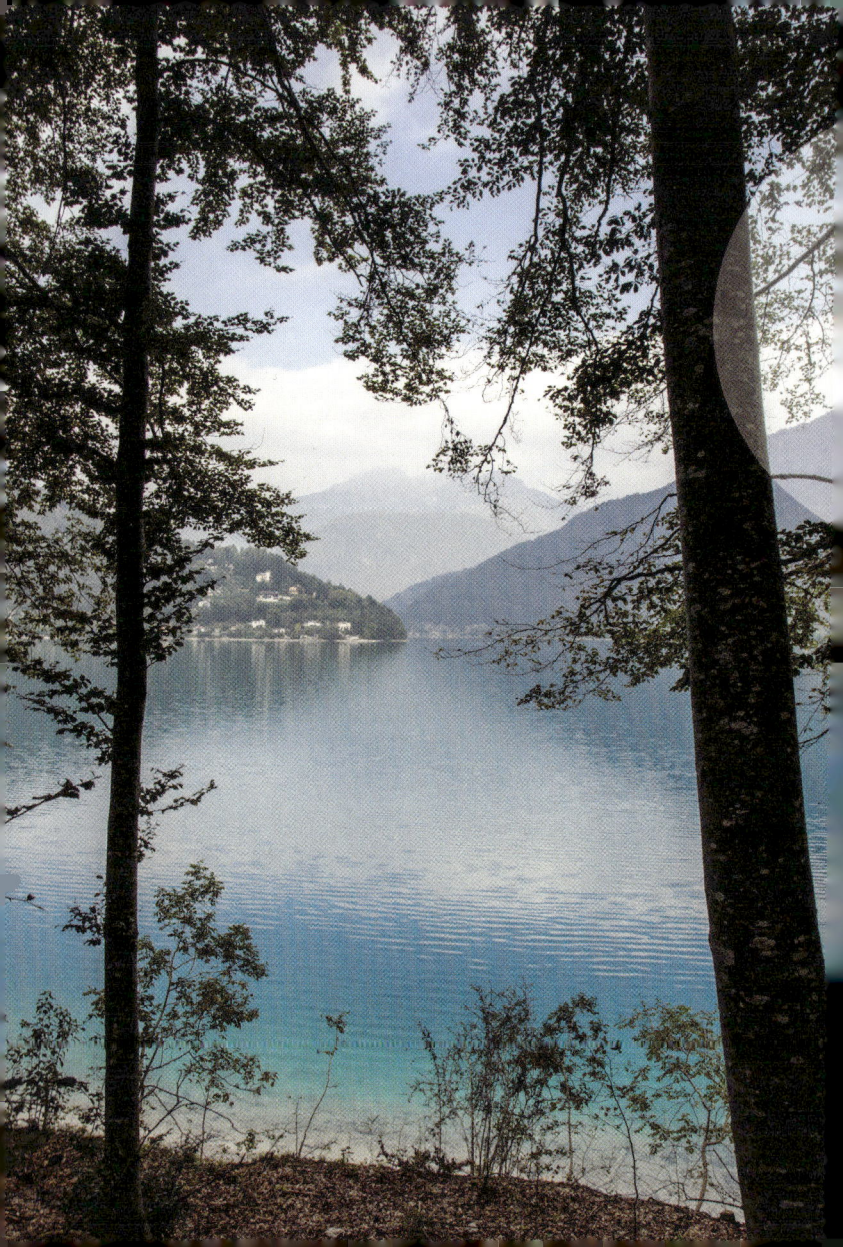

Der zweite Schritt:

Zur Ruhe kommen

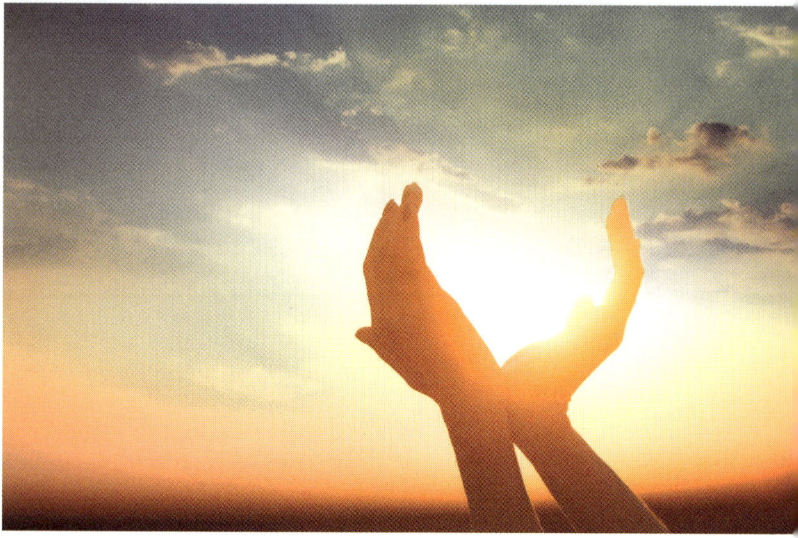

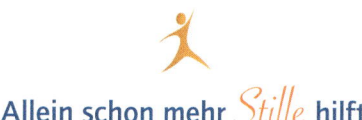

Allein schon mehr *Stille* hilft

Sie kennen das sicher: Abends, wenn es ruhiger geworden ist, wird es leichter, draußen im Grünen oder auf dem Balkon die Stimmen der Vögel, den Wind und vielleicht auch das Geraschel der Tiere in Büschen und Hecken wahrzunehmen. So ähnlich verhält es sich auch mit den Signalen, die unser Körper uns sendet. In Ruhe bekommen wir mehr von ihnen mit als im ständigen Alltagstrubel.

Die erste Bedingung, um in achtsamen Kontakt mit sich selbst zu gehen, ist es also, innerlich zur Ruhe zu kommen.

Exakt an diesem Punkt haben viele Menschen in unserer von Hochfrequenz, Perfektionismus und Hetze geprägten Zeit große Probleme. Unruhe sorgt oft dafür, dass wir im Innen wie im Außen eher unbesonnen werden und unsere Spürsamkeit verlieren. Das verhindert auch, dass wir in tieferen Kontakt mit uns selbst und unserer inneren Stimme treten können.

Ich erlebe immer wieder Klienten, deren Lebens-, Ernährungs- und Gewichtssituation sich allein schon dadurch verbessert, dass sie lernen, das tägliche Getriebensein herunterzudimmen, indem sie eine innere Haltung der Gelassenheit und Ruhe einnehmen. Um Nervosität abzubauen, in die Stille zu kommen und dort zu bleiben, gibt es viele Wege. Manch einem hilft Ausdauersport wie Joggen, Walken oder Radfahren am besten. Bei anderen ist es ein entlastenderes Zeitmanagement mit genügend Zeit für Pausen, Muße und Schlaf. Und manchmal – etwa wenn es darum geht, übersteigerte Ansprüche an sich selbst zu erkennen und loszulassen, die einem unnötig Druck machen – kann auch eine Psychotherapie ein hilfreiches Mittel sein, um aus dem Hamsterrad und Gedankenkarussell auszusteigen.

Wie oft?

Wie oft Sie üben, hängt natürlich individuell von Ihrer Lust und Ihrem Zeitbudget ab. Immer wieder berichten mir Seminarteilnehmer, wie sie schon nach den ersten Übungen oder nach einem Seminartag Fortschritte gemacht haben, die sie vorher für unmöglich gehalten hätten. Viele erzählen auch, dass ihnen eine Viertelstunde Üben am Tag über drei Wochen großartige Fortschritte gebracht hat.

In Ergänzung zu diesem Buch habe ich ein 15-Tage-Programm als App entwickelt, mit dem Sie jeden Tag zwischen 5 und 15 Minuten üben können, Ihre Somatische Intelligenz wahrzunehmen.

Sind alle Übungen gleich wichtig?

Gerade in Kombination miteinander entfalten die Übungen bei den einzelnen Schritten ihre besondere Wirkung am besten. Somit sind alle Schritte wichtig. Es hat sich bewährt, die verschiedenen Übungen in lockerer Reihenfolge abzuwechseln und dabei auf Dauer keine auszulassen.

Warum das Üben so oft als angenehm empfunden wird

Sobald Sie erst einmal mit den regelmäßigen Übungen begonnen haben, werden Sie sie kaum mehr als lästig oder anstrengend empfinden. Die meisten Menschen merken schnell, dass es im wahrsten Sinne Arbeit an und für sich selbst ist. Und die ist nun mal – weil es sich dabei ja um eine Selbsterkundung handelt – unvergleichlich interessant und wertvoll für die eigene Entwicklung. Ein fantastischer Effekt!

Im Liegen oder im Sitzen?
Sie können jede Übung im Liegen, Sitzen oder auch am Esstisch durchführen oder an jedem anderen Ort und in jeder anderen Haltung, die Ihnen angenehm ist.

Üben mit Musik oder in Stille?
Die meisten Menschen empfinden die Übungen am angenehmsten und am effektivsten, wenn Stille herrscht. So geht es mir auch. Wenn Sie möchten, können Sie begleitend eine beruhigende, angenehme Meditationsmusik hören. Entscheiden Sie selbst.

Allein oder mit Partner/Partnerin?
Sie können die Übungen allein oder mit Ihrem Partner oder einem Freund durchführen. Ob Sie vorerst mit jemandem üben, der Ihnen den Text vorliest, oder mithilfe eines MP3-Downloads oder der App – ein Effekt stellt sich umgehend ein. Sobald Sie nach mehrmaligem Üben die einzelnen Schritte verinnerlicht haben, können Sie die Übungen auch ohne Ansage allein durchführen, indem Sie in Gedanken Schritt für Schritt durchgehen und dabei mit Ihren Sinnen durch Ihren Körper wandern oder Ihre Sinne und Gefühle wahrnehmen.

✌ Die Ruheübung ✌

Die folgende Übung hat sowohl mir selbst als auch schon vielen meiner Klienten sehr gut geholfen. Sie unterstützt Sie dabei, in eine tiefe Ruhe zu kommen, Ablenkungen von außen zu widerstehen und sich ganz auf sich selbst zu konzentrieren. Wann immer Sie das Bedürfnis verspüren, tiefer in die Stille zu kommen, können Sie diese Übung durchführen: in der Mittagspause, nach der Arbeit oder direkt vor dem Schlafengehen.

Je mehr Sie zu innerer Ruhe und Klarheit kommen, desto eher tritt – unweigerlich und wie von selbst – vieles von dem ein, was Ihnen dabei helfen kann, Ihre Somatische Intelligenz besser wahrzunehmen und zu verstehen. Sie gewinnen ein feineres Gespür für die eigenen Bedürfnisse und ein besseres Gefühl für das rechte Maß für sich selbst. Dadurch gewinnen Sie ganz nebenbei und mit der Zeit auch zunehmend mehr Souveränität, Selbstsicherheit und eine bessere Ausstrahlung. Und obendrein eignet sich diese Übung auch hervorragend bei Einschlafproblemen, wenn Sie sie gleich nach dem Zubettgehen durchführen. Danach drehen Sie sich einfach zur Seite und schlafen ein.

Idealerweise führen Sie die Übung im Liegen aus. Sollten Sie sich dabei nicht wohlfühlen, können Sie sie auch abwandeln, um sie im Sitzen durchzuführen. (Hierzu erfahren Sie mehr auf der App, siehe Seite 110.) Wenn Sie mögen, können Sie während des Übens auch eine beruhigende, angenehme Meditationsmusik abspielen. Nach Belieben können Sie sich zudecken, damit Ihnen wohlig warm ist.

✍ So geht's ✎

Dauer: 5 bis 10 Minuten

1 Machen Sie es sich auf einer Unterlage bequem. Legen Sie sich so hin, dass Wirbelsäule, Hals und Kopf eine Linie bilden. Wenn Sie möchten, schließen Sie Ihre Augen.

2 Spüren Sie nun, wie der Boden Sie trägt, wie Ihre Fersen die Unterlage berühren, wie Ihre Waden auf dem Boden aufliegen, wie Ihre Oberschenkel die Unterlage berühren.

3 Spüren Sie, wie Ihr Gesäß auf dem Boden aufliegt, wie Ihr Steiß- und Kreuzbein liegen, wie Teile Ihrer Lendenwirbelsäule auf der Unterlage aufliegen.

4 Spüren Sie, wie Ihre Brustwirbelsäule auf dem Boden aufliegt, wie Ihre Schulterblätter den Boden berühren, wie Ihr Kopf aufliegt. Spüren Sie, wie Ihre Arme und Hände auf dem Boden aufliegen.

5 Sie sind ganz bei sich. Nichts kann Sie stören. Alles hat Zeit bis später. Gedanken kommen und ziehen vorbei wie Wolken am Sommerhimmel.

6 Sie sind ganz ruhig und entspannt. Versuchen Sie, eine bis zehn Minuten in der Meditation zu bleiben ...

7 Machen Sie sich nun langsam bereit, in den Raum zurückzukommen. Falls Ihre Augen geschlossen waren, bereiten

Sie sich vor, sie mit den nächsten Atemzügen zu öffnen. Recken und strecken Sie sich, wie es Ihnen guttut. Ballen Sie kurz Ihre Fäuste. Seien Sie wieder im Hier, erfrischt und wach.

8 Schauen Sie nun, wie es Ihnen geht. Fühlen Sie in sich hinein. Fühlen Sie sich ruhiger, entspannter, ausgeglichener als vor der Übung?
Dann können Sie wieder Ihrem gewohnten Tagesablauf folgen – oder wenn Sie möchten, auch einschlafen. Allerdings sind Sie nun auch gut vorbereitet auf eine der folgenden Übungen, die Sie gleich anschließen können, falls Sie Muße dazu haben.

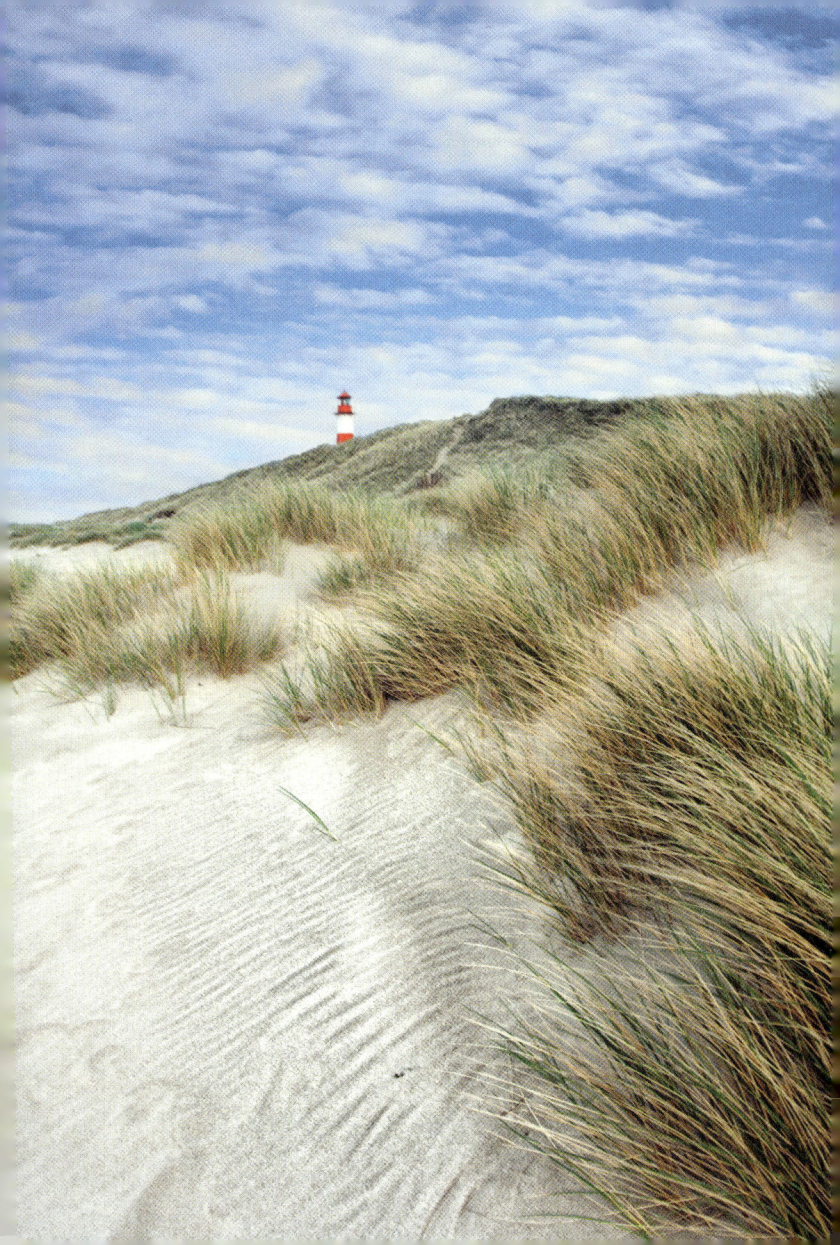

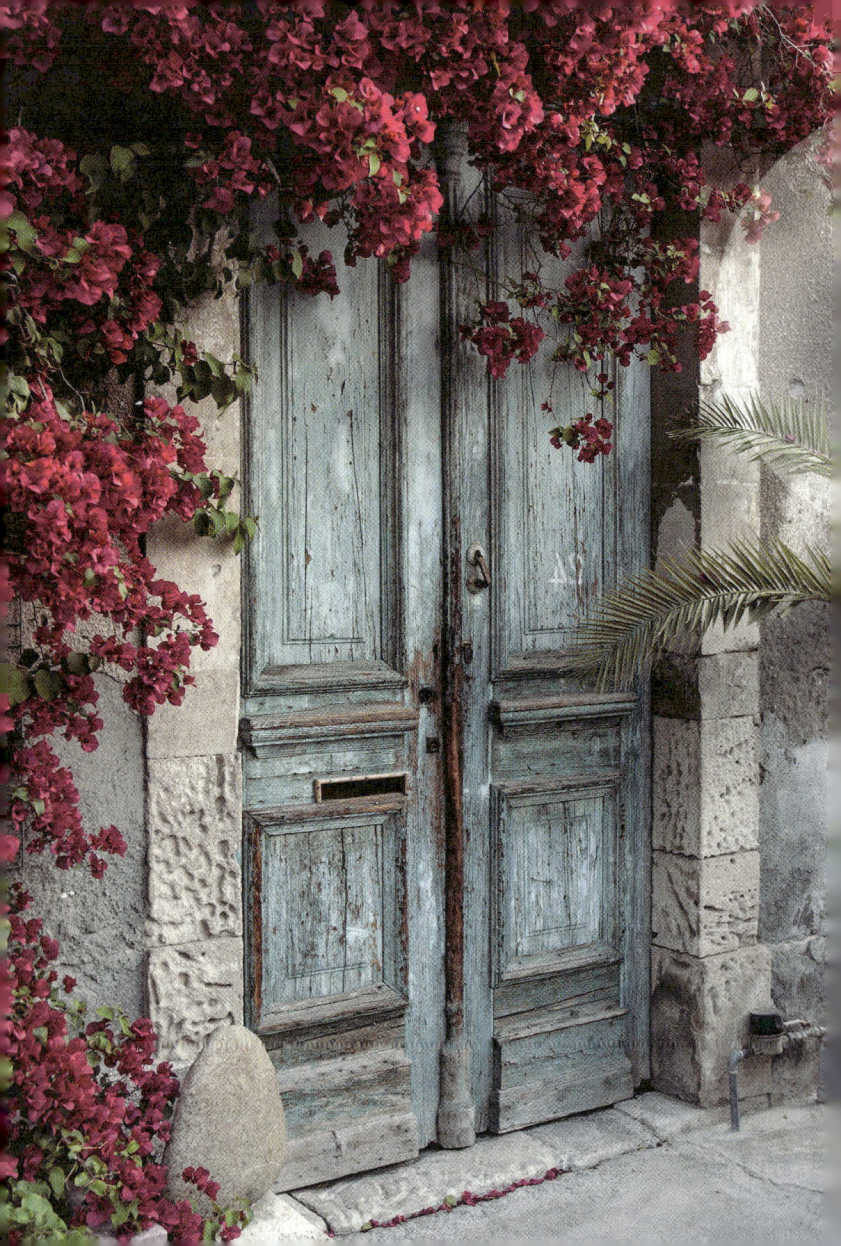

Der dritte Schritt:

Einen liebevollen, wertschätzenden Umgang mit sich selbst üben

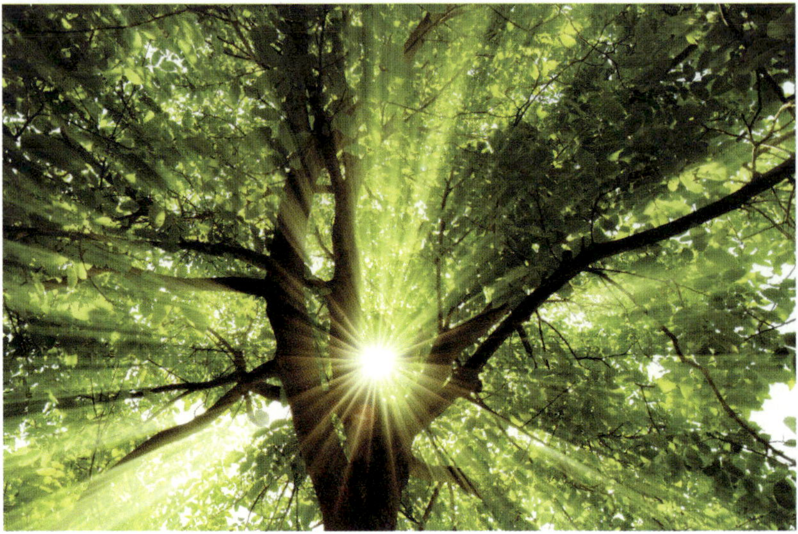

Wie *achtsam* bin ich mit mir?

Egal, was Sie sich im Leben vornehmen und tun: Es wird nie allein Ihr Handeln sein, das über das Ergebnis entscheidet, sondern immer auch das, was Ihrem Handeln vorausgeht: Ihre innere Haltung. Mit diesem Begriff meine ich die Art und Weise, wie wir uns selbst und der Welt gegenüberstehen und wie wir mit uns und der Welt umgehen.

Als ich vor Jahren anfing, mich selbst gezielt mit meiner eigenen inneren Haltung zu beschäftigen, und das Thema nach und nach in meine Arbeit mit meinen Klienten integrierte, durfte ich immer wieder wundervolle Wandlungen miterleben. Nicht nur in Sachen Ernährungsweisen und wie sich überflüssige Pfunde nach und nach und vor allem nachhaltig verflüchtigten. Ich durfte auch zusehen, wie Menschen, die sich mit ihrem Perfektionismus allzu lange das Leben schwer gemacht hatten, nun langsam begannen, versöhnlicher mit sich umzugehen, weil sie Selbstsicherheit und Selbstwert erfahren durften.

Ich erlebte, wie Menschen aus ihren zum Teil jahrzehntealten Mustern von Selbstverurteilung und Selbsterniedrigung auszusteigen begannen. Und ich durfte Zeuge sein, wie letztlich alle dazu übergingen, mehr und mehr den Signalen ihres Körpers Beachtung zu schenken. Und wo wegen oft viel zu vieler vorangegangener frustrierender Diäterlebnisse zu Anfang Orientierungslosigkeit stand, durfte Selbstsicherheit entstehen. Das betraf die Auswahl von Essen und Trinken, berührte und durchdrang zugleich aber auch noch viele andere Lebensbereiche.

Ein Beispiel: Andrea hatte beschlossen abzunehmen. Von nun an verfolgte sie ihr Ziel eisern und rücksichtslos. Was ihr Körper davon hielt, beachtete sie allerdings nicht. Zusehends wirkte sie angespannter, weil sie sich Woche um Woche zwang, ihre Lust und ihren Hunger auf eine aus ihrer Sicht angemessene Menge Essen zu unterdrücken. Begleitend trainierte sie exzessiv Ausdauersport. Woche um Woche ignorierte sie wie mit Scheuklappen und mit eiserner Disziplin die immer lauter werdenden Schwächesignale, die ihr Körper ihr auch wegen ihres Übertrainings sandte. Auch dass ihre Stimmung zusehends schlechter wurde und sie gereizt und nervös war, konnte sie nicht von ihrem Ziel abbringen.

Natürlich nahm Andrea mit dieser Rosskur letztlich ordentlich ab. Doch ist dieser Erfolg erstrebenswert oder gar langfristig? Zweifellos fehlen wichtige innere Aspekte: die Achtsamkeit und das liebevolle Zugewandtsein zum eigenen Körper. Andrea hat ihren Körper wie ihren Feind behandelt. Oder wie würden Sie ihre innere Haltung bei der Crashdiät sich selbst gegenüber beschreiben? Und wie gut stehen die Chancen, dass Andrea mit dieser Art der Gewichtsreduktion auf Dauer Erfolg haben wird?

Oft genug knicken Menschen bei diesem »Diätschlag« irgendwann frustriert ein, machen Bekanntschaft mit dem Jo-Jo-Effekt, der sich mit jeder weiteren Abnehmkur weiter aufschaukelt und an Bauch, Beinen und Po niederschlägt. Oder sie finden sich schlimmstenfalls im Diät-Burn-out wieder.

Bei Licht betrachtet, sind solche Gewaltakte sich selbst gegenüber nur sehr selten von nachhaltigem Erfolg geprägt. Oft hingegen sind sie Ausdruck einer unbewussten und wenig wertschätzenden, selbstschädigenden inneren Haltung sich selbst gegenüber.

Wollte Andrea das wirklich in ihr Leben ziehen? Oder fiel ihr ihr schädigender Umgang mit sich selbst nur nicht auf, weil sie es nicht anders kannte?

⤜ Allein die innere Haltung entscheidet ⤛

Erfahrungsgemäß gibt es einige Aspekte der inneren Haltung und des Umgangs mit uns selbst, die es uns beträchtlich angenehmer und leichter machen, achtsamer für die Signale des Körpers zu werden.

Wussten Sie, dass Sie einen wahren Schatz an Ihrer Seite haben, einen ältesten, treuesten Gefährten? Einen Begleiter im Leben, der Sie noch nie alleine gelassen hat, obwohl Sie ihn vielleicht gar nicht an Ihrer Seite spürten? Womöglich hatten Sie sogar schon öfter Ihre Probleme mit ihm, zur Trennung kam es trotzdem nicht – viel zu stark waren die Bande zwischen Ihnen. Und auch, wenn es Ihnen nicht aufgefallen sein sollte: Jedes Ihrer Gefühle hat er mitbekommen, und immer ist er sorgsam und mitfühlend auf jedes einzelne von ihnen eingegangen – egal, ob es sich dabei um Wut, Trauer, Verzweiflung oder Freude handelte.

Jeder von uns besitzt diesen engsten, ältesten Begleiter und Vertrauten. Sie wissen schon, wen ich meine: unseren Körper. Gestatten Sie sich auch, ihn so zu behandeln, wie es ein bester Freund verdient? Schenken Sie ihm die Wertschätzung und Anerkennung, die ihm als Ihr engster, vertrautester Gefährte zusteht? Wie viel Wert legen Sie eigentlich auf seine Meinung, auf das, was er Ihnen Tag um Tag zu berichten hat? Behandeln Sie ihn wohlwollend und mit Akzeptanz und legen Sie Wert auf seine Meinung, so wie es letztlich bei jedem engen Vertrauten angemessen wäre? Oder sind Sie ihm gegenüber streng und autoritär und sehen in ihm nicht viel mehr als einen seelenlosen Automaten?

Womöglich ist diese letzte Frage eine der wichtigsten Fragen zur inneren Haltung, die Sie sich selbst überhaupt stellen können. Wie lautet Ihre Antwort?

ᔋ Von jetzt an: Besonnen mit sich umgehen ᔍ

Je aufmerksamer und achtsamer Sie für die Signale Ihres Körpers werden, desto mehr kommen Sie mit seiner tiefen Weisheit in Kontakt. Sie lernen, Ihre eigentlichen Bedürfnisse besser zu verstehen, und entwickeln ein besseres Vertrauen in ihn – daher kommt das Wort »Selbst-Vertrauen«. Wenn Sie dann einmal zu viel von etwas essen, sagt Ihr Körper zwar nicht wörtlich: »Stopp!«, doch er meldet sich. Das tut er in seiner eigenen, zunächst vielleicht unmerklich leisen, aber doch unmissverständlichen Sprache. Vielleicht ist da der Anflug von einem Völlegefühl, einem Grummeln im Bauch oder sogar Schmerzen bis hin zu einer regelrechten »Fressnarkose«. Das Ganze gilt natürlich auch im Idealfall: wenn Sie Ihrem Körper das momentan Passende in der richtigen Menge gegeben haben. Dann empfinden Sie ein Wohlgefühl im Bauch. Um Ihr Körpergefühl zu fördern, bieten sich besonders die Ruheübung von Seite 48 ff. und die Übungen zur Selbstwahrnehmung auf Seite 74 ff. an.

ᔋ Sie dürfen dankbar sein ᔍ

Abgelenkt von den Anforderungen des Alltags, nehmen wir die heutigen komfortablen Lebensverhältnisse in Mitteleuropa allzu oft als eine Selbstverständlichkeit hin. Doch auch wenn wir des Öfteren den dankbaren Blick dafür verlieren, sind die Chancen und Sicherheiten, die uns das Leben hier und heute bietet, absolut einzigartig. Wir können unsere Persönlichkeit frei entfalten, unser wirtschaftlicher und technischer

Standard ist beachtlich, und wir können uns gut ernähren – noch nie stand uns eine solche Fülle zahlreicher, verschiedener und hochwertiger Lebensmittel zur Verfügung.

In dem Moment, in dem wir Dankbarkeit empfinden, löst dies im Körper ein Gefühl der Freude, Ruhe und Entspannung aus. Das spüren wir körperlich wie geistig. Das Belohnungszentrum im Gehirn – eine der evolutionsgeschichtlich ältesten Regionen – wird aktiviert. Dabei handelt es sich um eben den Hirnbereich, in dem Essen und Trinken als Akt der emotionalen Belohnung registriert wird. Indem wir bewusst Dankbarkeit für die Schönheiten und selbst die kleinen Dinge des Lebens empfinden, entwickeln wir die Fähigkeit zur Achtsamkeit und zum behutsamen Umgang mit uns und der Welt. Sie dürfen sich also ruhig in Dankbarkeit üben. Damit machen Sie anderen, der Welt und nicht zuletzt sich selbst eines der größten Geschenke.

✄ Seien Sie sparsam mit Bewertungen ✄

Wie oft sind wir am Beurteilen und Bewerten von Dingen, Situationen und Menschen? Dabei rauben wir uns mit dem ständigen Urteilen so viel Raum im Leben und Fühlen und verschließen uns für das Erleben. Übertragen auf unser zentrales Thema Essen und Trinken bedeutet das: Je weniger Sie Ihre Nahrung nach den Maßstäben einer vermeintlich gesunden Ernährung oder nach bestimmten Empfehlungen bewerten, desto mehr Raum zum Spüren gewinnen Sie. Welche Signale gibt Ihnen Ihr Körper auf das, was Sie essen? Lust? Abneigung? Sättigung? Bekömmlichkeit? Wie fühlt es sich vor dem Essen an? Wie duftet es, wie sieht es aus? Wie fühlt es sich im Mund, im Bauch und später im ganzen Körper an? Und wie ist dabei Ihre Stimmung?

So wie wir alle über eine Somatische Intelligenz verfügen, haben wir alle auch einen offenen, weiten Geist. Manchmal ist er nur ein wenig verschüttet worden. Unvoreingenommen zu betrachten, was es während der Übungen in diesem Programm an und in uns zu entdecken gibt, kann uns helfen, diesen Geist wieder aufzuspüren.

⤙ Gute Vorsätze, ade! ⤚

Wenn Sie achtsam sind, brauchen Sie keine guten Vorsätze mehr. Sich – oder etwas an sich – verändern, so haben es die meisten von uns früh gelehrt, »soll man«, »muss man« und »will man«. Und dementsprechend laufen viele von uns voller Vorsätze durch ihr Leben: Sie wollen sich dieses und jenes abgewöhnen, anders aussehen, sich besser verhalten, ein neuer Mensch werden. Sicher schafft es auch immer der eine oder andere, seine Vorsätze zu verwirklichen. Doch wie vielen gelingt es nicht?

Woran liegt das? Der Psychiater und Psychotherapeut Fritz Perls (1893–1970) meinte dazu: »Sobald man sagt: ›Ich möchte mich ändern‹, wird eine Gegenkraft in einem erzeugt, die uns dann von der Veränderung abhält.«

Diese Gegenkraft zeigt sich – häufig ohne dass es uns bewusst wird – in Form von Katastrophenfantasien: So will man sich vielleicht einen zu hohen Schokoladenkonsum abgewöhnen. Doch gerade aufgrund dieses Vorsatzes entwickelt

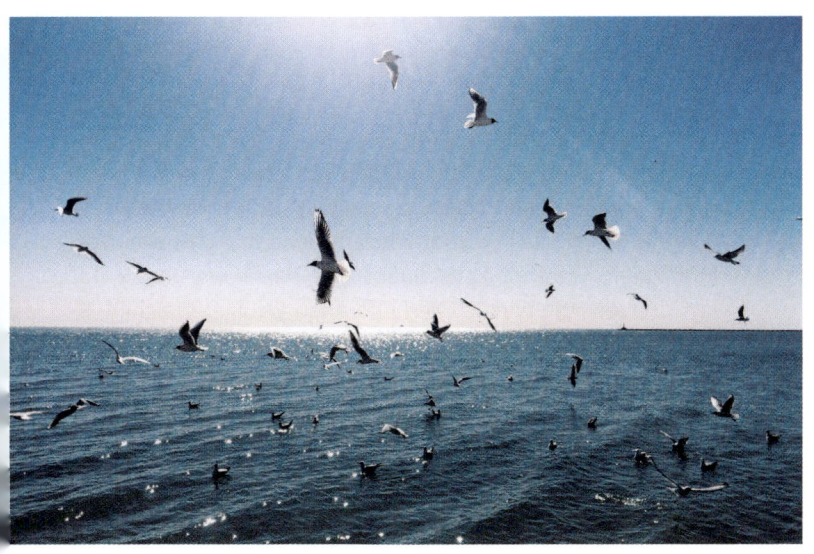

man auch ein Horrorszenario. Das geht dann so: In dem Moment, in dem man auf die heiß geliebte Schokolade verzichtet, taucht vor dem inneren Auge ein schrecklich freud- und trostloses Leben auf.

Ähnliche Gegenkräfte greifen auch, wenn man sich vornimmt, abzunehmen. Auch hier lassen sich Schreckensbilder erwecken, etwa indem man mit den Kilos auch ein wichtiges Stück Schutz verlieren könnte und so emotional verletzbarer dastehen würde.

Doch wie kann dann überhaupt Veränderung geschehen? Zu diesem Zweck haben Sie sich ja schließlich dieses Buch gekauft. Auch hier weiß Fritz Perls: »Änderungen finden von selbst statt. Wenn man tiefer in sich hineingeht, in das, was man ist, wenn man annimmt, was da vorhanden ist, dann kommt der Wandel von selbst.«

Meine beruflichen Erfahrungen als Therapeut wie auch meine privaten haben diese Aussage schon oft bestätigt. Sicher erlebe ich auch immer wieder Klienten, die es schaffen, ihre guten Vorsätze konsequent und nachhaltig in die Tat umzusetzen. Die wirklich verblüffenden Erfolge erreichen allerdings viele – häufig nach Jahren des sich wiederholenden Diätfrusts –, indem sie beginnen, ihre Vorsätze loszulassen. Stattdessen richten sie ihren Fokus einfach auf das Hineinspüren in sich selbst, auf die Signale, die der Körper gibt.

Dazu muss man sich keineswegs von Süßem, Fettigem oder anderem »Ungesunden« verabschieden – sofern es nicht aus gesundheitlichen Gründen akut gefährdend ist. Spüren Sie lediglich besonnen in sich hinein, wenn Sie einmal Lust auf etwas Bestimmtes haben. Wie fühlt es sich an, wenn Ihnen die Tafel Schokolade, die Schweinshaxe, die Cola oder das Müsli womöglich überhaupt nicht bekommen?

Die Lösung liegt also oft nicht in dem Vorsatz, sich etwas zu verbieten – was ja in der Praxis ohnehin meistens nicht funktioniert. Wann immer Sie ein Signal der Unlust, des Missgeschmacks oder der Nichtbekömmlichkeit einer Mahlzeit wahrnehmen, lassen Sie sich von nun an so besonnen wie möglich auf dieses Gefühl ein.

Was dann geschieht, nennen Experten das »Paradoxon der Veränderung«: Wenn wir uns nicht verurteilen, nachdem wir etwas Unverträgliches verzehrt haben, und nicht gleichzeitig den Vorsatz fassen, das nie, nie wieder zu machen, sondern stets »nur« in uns hineinspüren, falls uns etwas nicht bekommt, so passiert etwas Wunderbares.

Für viele erscheint dieser Effekt zuerst einmal unglaublich, und doch setzt er ein: Von einem gewissen Punkt an tritt eine Verhaltensänderung »wie von selbst« ein. Und das eben nicht wegen eines gutes Vorsatzes, sondern weil man ab einem gewissen Bewusstseinsgrad schlichtweg die Lust auf das Unbekömmliche verloren hat.

Bis es so weit ist, braucht der eine nur wenige solcher Erlebnisse, ein anderer braucht dafür vielleicht Monate. Fakt ist jedoch, dass dies für die meisten Menschen der nachhaltigere und somit langfristig erfolgreichere Weg auf dem Weg zum Wunschgewicht und zu mehr Gesundheit ist.

Selbstverständlich gibt es auch Menschen, denen eine Verhaltensänderung mittels eines guten Vorsatzes gelingt, nachdem sie gemerkt haben, dass ihnen etwas nicht bekommt. Sie handeln dann auch dauerhaft danach, ohne wieder in alte Muster zurückzufallen. Auch dieser Weg ist natürlich in Ordnung. Beiden Wegen geht jedoch immer wieder die Erkenntnis voraus, dass der Körper eindeutige Signale gibt: Lust, Abneigung, Wohlgeschmack und -geruch und in ganz besonderem Maße die Bekömmlichkeit. Probieren Sie es aus!

◇ Gelassen bleiben und (sich selbst) vergeben ◇

Oft erzählen mir Menschen von ihrem sogenannten »inneren Schweinehund« und wie er ihre gut gemeinten Vorsätze regelmäßig konsequent durchkreuzt. Nicht selten habe ich dabei das Gefühl, dass bei solchen Aussagen eine gewisse Tendenz zu Selbstverurteilung und Selbstabwertung mitschwingt. Vermutlich tue ich mich gerade auch deshalb schwer damit, den

Begriff »innerer Schweinehund« in meiner therapeutischen Arbeit zu verwenden. Meines Erachtens ist Selbstabwertung nicht der passende Weg, um in Ausgewogenheit etwas in sich selbst zum Besseren zu bewegen. Meiner Erfahrung nach ist der vermeintliche innere Schweinehund in Wirklichkeit oft nichts anderes als ein Zuwenig an Selbstwahrnehmung und Selbsterfahrung.

Als zum Beispiel Hendrike zum ersten Mal zu mir kam, berichtete sie mir von ihrem seit Jahrzehnten währenden sehr hohen Limonaden- und Bonbonkonsum. Zwar habe sie immer wieder gute Vorsätze gehabt, sich anders zu ernähren und mehr zu bewegen, doch dann komme ihr »innerer Schweinehund« des Weges und mache sie alle wieder zunichte. Und nun, mit 45 Jahren, wog sie bei einer Körpergröße von 1,65 Meter stattliche 110 Kilogramm.

Wir machten uns also direkt ans Üben ihrer Selbstwahrnehmung. Zunächst wandten wir uns den Signalen zu, die ihr Magen ihr sandte, wenn sie sich wieder einmal größere Mengen an Säften, Cola, Energydrinks oder Gummibärchen einverleibt hatte. Dann den Zeichen, die ihre Haut ihr über Pickelchen und eine verstärkte Talgdrüsenproduktion gab. Zum ersten Mal machte sie sich auf diese Weise die unmittelbaren Reaktionen ihres Körpers auf das bewusst, was sie sich bislang in schöner Regelmäßigkeit quasi nebenbei und damit unachtsam zuführte: Da waren die innere Unruhe, das nervöse Magengrummeln, unangenehmes Aufstoßen – und kurze Zeit später die talgige Haut, wodurch sie sich ungepflegt und unattraktiv fühlte. Bei den Folgeterminen vertiefte Hendrike ihre Fähigkeit zur Körperwahrnehmung. Wir arbeiteten fast ausschließlich mit den neuen Erfahrungen, die sie mit ihrem Körper machte – nicht mit Nährstofftabellen, Kalorienzählen oder Kostplänen.

Ein Vierteljahr später trat Hendrikes Lust auf Süßes schon erheblich seltener auf – und wenn, dann auch deutlich gemäßigter als zuvor –, und das, ohne dass sie sich auch nur einmal dazu hätte zwingen müssen. Sie hatte gut acht Kilo abgespeckt, ihre Blutzuckerwerte waren nicht mehr an der Schwelle zum Typ-2-Diabetes, sondern in einem gesundheitlich günstigen Bereich angelangt. Und noch viel mehr hatte sich in dieser Zeit zum Angenehmen verändert. So berichtete sie davon, dass ihr immer häufiger auffalle, wie sie gegen Süßigkeiten und die darauffolgenden körperlichen Symptome eine innere Abneigung entwickelte. Die Nahrungsmittel, an denen sie wider Willen über Jahre so stark hing, wurden allmählich schlicht uninteressant für sie.

Ohne eine einzige Diätvorschrift ist Hendrike mit der Zeit immer schlanker geworden. In drei Jahren hat sie ein Gewicht erreicht, das ihrer Konstitution entspricht. Ihr Blick ist klarer, ihre Haut rosiger und ihre Ausstrahlung ruhiger. Vom »inneren Schweinehund« spricht Hendrike kein Wort mehr.

ᥬ Wachheit und Wachsamkeit kultivieren ᥬ

Wachheit ist einer der wichtigsten Erfolgsgaranten für eine gesündere Ernährungsweise und einen achtsamen Lebensstil. Wer nicht gut erholt ist, zu wenig schläft oder ständig überlastet ist, dem werden Besonnenheit und Achtsamkeit im Alltag schwerfallen. Denn er ist weder offen für die Signale seines Körpers noch für eine günstige Entwicklung in anderen Lebensbereichen. Auch das Risiko für eine Reihe von Erkrankungen und gesundheitlichen Problemen infolge von Übergewicht und Stress nimmt zu. Sorgen Sie deshalb jeden Tag für ausreichende Ruhe- und Erholungsphasen und sehen Sie zu, dass Sie dauerhaften Überlastungen aus dem Weg gehen: emotional, geistig und körperlich, privat wie beruflich.

∿ Sich annehmen und den eigenen Körper respektieren ∿

Wem es gelingt, sich so anzunehmen, wie er ist, der verabschiedet sich gleichzeitig von der Illusion, perfekt sein zu müssen. Das nimmt viel Druck und lässt die Chancen auf einen erfüllten Lebensstil wachsen. Nun kann man sich viel besser den Angelegenheiten widmen, die für die eigene Entwicklung wirklich zählen.

Wenn man Gier, Heißhunger oder Lust auf bestimmte Nahrungsmittel verspürt, geschieht dies immer aus einem Mangel heraus; dieser kann körperlicher oder seelischer Natur sein. Je mehr man sich also auf die eigenen Körpersignale einlässt, desto bewusster erkennt und respektiert man seine eigentlichen Bedürfnisse.

Anfangs wird Ihnen vielleicht auffallen, wie bestimmte Mahlzeiten sehr deutliche Symptome auslösen: Sodbrennen, Übelkeit oder Verdauungsbeschwerden. Mit der Zeit allerdings entwickeln Sie ein noch feineres Verständnis für die Botschaften Ihres Körpers. Sie werden merken, wie Sie zuvor verborgen gebliebene, leise daherkommende und doch

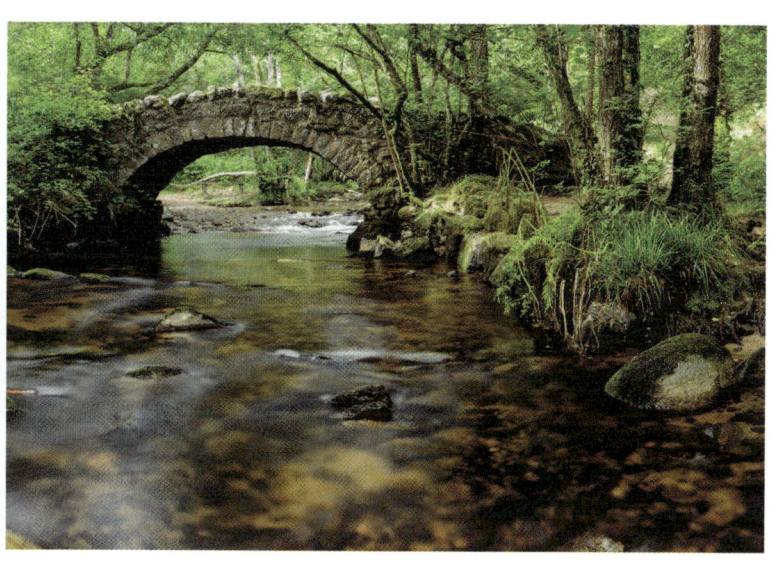

wichtige Signale wahrnehmen können. Das kann ein flaues Gefühl beim Anblick oder Geruch eines Gerichts sein, aber auch Hautveränderungen, die Sie früher vielleicht gar nicht mit Ihrem Essen in Verbindung gebracht hätten. Möglicherweise wird Ihre Stimmung auch schlechter nach dem Verzehr bestimmter Nahrungsmittel oder Gerichte. Indem Sie lernen, auf Ihren Körper und seine Botschaften zu achten, üben Sie sich in Selbstakzeptanz.

ᔕ Finden Sie Ihr eigenes, für Sie passendes Maß! ᔓ

Seit Jahren erlebe ich immer wieder Menschen, die regelrecht zusammenzucken und skeptisch reagieren, wenn ich das Wort

»Mäßigung« ausspreche. Aber weshalb? Das liegt sicher auch daran, weil viele von uns Maßhalten als etwas kennengelernt haben, wozu wir von anderen angehalten werden. Dabei handelt es sich nicht selten um selbst ernannte Gesundheitsapostel. Oft geht es dabei nicht um mündige, selbstbewusste und würdevolle Entscheidungen, sondern ganz im Gegenteil um Entmündigung. Mäßigung bedeutet dann vielmehr, sich von anderen begrenzen und einengen zu lassen, sich unterzuordnen und kleinmachen zu lassen – und letztlich darum, den Vorstellungen anderer zu entsprechen.

Dabei kann man Mäßigung auch als ein wundervolles Element zur Selbststeuerung verstehen. Denn eigentlich bedeutet es, das passende Maß zu finden, das im Moment individuell zu Ihnen passt. So gesehen ist Maßhalten eines der wichtigsten Handwerkszeuge für Wohlbefinden und Lebensenergie. Denn erst, wenn ich mein individuell richtiges Maß finde, kann ich mir mein Leben so einrichten, dass es mir wirklich guttut. Und das gilt für alle möglichen Bereiche, die unseren Lebensstil betreffen: Wie viel Schlaf brauche ich? Wie viel Ruhe und Aktivität? Welche Art von Sex? Und nicht zuletzt: welche und wie viel Nahrung? Darüber aber, was das individuell richtige Maß für Sie ist, können eben nur Sie selbst urteilen – indem Sie Feinfühligkeit für sich entwickeln, für Ihre Bedürfnisse und die Signale Ihres Körpers.

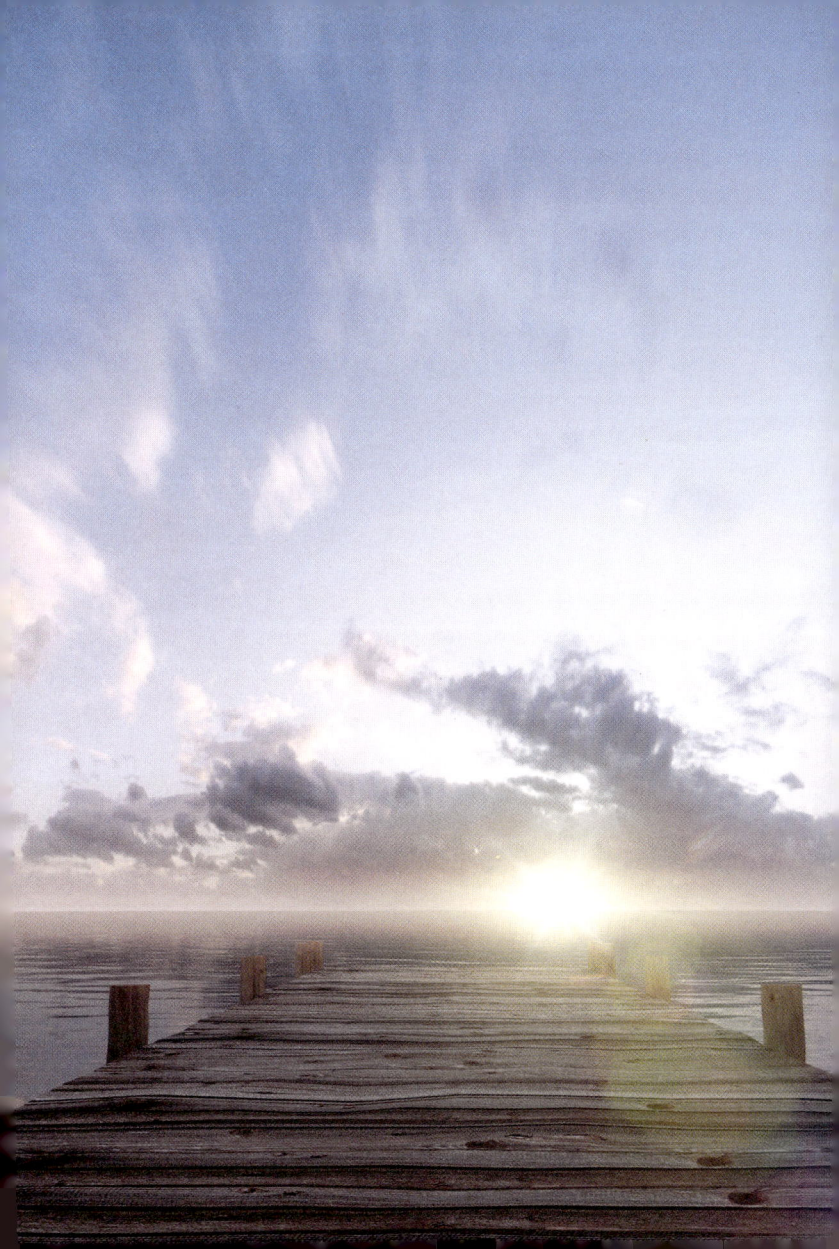

Der vierte Schritt:

Selbstwahrnehmung und Besonnenheit

⤜ Ihr Körpergefühl: eine besondere Begabung ⤛

Unzählige Einzelschicksale und eine Vielzahl wissenschaftlicher Studien zeigen deutlich, dass Diäten, Abnehmkuren und andere selbst auferlegte Reglementierungen Gewichtsprobleme nicht lösen können. Schon das oft Zwanghafte, manchmal Schmerzvolle solcher Prozeduren deutet darauf hin, wie wenig körperbewusst und sogar körperfeindlich viele Menschen dabei mit sich selbst umgehen: Bei Diäten geht es meistens darum, den Körper in eine bestimmte Richtung zu zwingen und Stoffwechselprozesse zu reglementieren, statt uns selbst wertschätzend und anerkennend zu begegnen.

In unserer hoch technisierten Welt gibt es immer weniger Menschen, die über eine sensible Körperwahrnehmung verfügen. Viele leben eher neben ihrem Körper her, als dass sie »in sich ruhen« und »bei sich sind«. Der vierte Schritt auf dem Weg zu Ihrer Somatischen Intelligenz eröffnet Ihnen nun, dieses Feingefühl erneut zu entdecken, wiederzuerlangen und weiterzuentwickeln.

Es gibt Körpersignale, die sind so stark, dass wir gar nicht anders können, als sie umgehend wahrzunehmen und spontan Konsequenzen daraus zu ziehen. Wer auf ein bestimmtes Nahrungsmittel mit heftiger Übelkeit reagiert, wird in Zukunft seine Finger davon lassen. Viele andere wichtige Botschaften des Körpers fallen aber viel subtiler, viel leiser aus.

Je weniger eingestimmt ein Mensch für diese Botschaften ist, desto wahrscheinlicher ist es, dass so manches Signal das Bewusstsein gar nicht erreicht. Das kann die Lust auf etwas Bestimmtes sein, ein angenehmer Geruch und Geschmack, aber auch ein unangenehmes Gefühl in der Bauchgegend, eine subtile Unlust auf eine bestimmte Speise, die man sich vielleicht aus reiner Nervosität heraus einverleibt, und oft auch das Gefühl, schon längst gesättigt zu sein, obwohl man noch immer weiterisst. Je besonnener Sie diese leisen Signale wahrnehmen, desto passgenauer wird sich Ihre Ernährungsweise gestalten.

Konrad Halbig, mein Verleger, besucht seit über vierzig Jahren Selbsterfahrungsgruppen, seit zwanzig Jahren üben seine Frau Karin und er die Vipassana-Meditation, eine Form des Achtsamkeitstrainings. Als ich ihm vor Jahren beim Abendessen von der SI-Methode erzählte, bestätigte er mir dank seiner Erfahrung, dass bei Menschen, die sich regelmäßig in Achtsamkeit üben, Gewichtsprobleme weit seltener vorkommen.

✎ Körpergefühl können Sie lernen ✎

Genau hier setzt nun unser nächster Schritt an: das systematische Training Ihrer Selbstwahrnehmung. Sie werden vielleicht verwundert sein, welch eine starke Wirkung von so einfachen Übungen ausgehen kann und wie diese Übungen Ihre Selbstwahrnehmung und Ihr Essverhalten verändern können. Mit jedem Üben verfeinert sich von Mal zu Mal Ihr Gefühl für die Signale Ihres Körpers. Auch Ihre Fähigkeit zum Intuieren – also das Hören auf Ihr Bauchgefühl – verbessert sich so. Schritt für Schritt kommen Sie in die Lage, hilfreiche Empfindungskanäle für sich selbst zu öffnen.

Indem Sie Ihre Körperwahrnehmung schärfen, können Sie die Sensibilität für das, was Ihnen guttut und was nicht, entscheidend verbessern. Schritt für Schritt erlangen Sie so mehr Zugang zu dieser unglaublichen Fähigkeit, die in Ihnen schlummert: die Fähigkeit, mit Ihren Sinnen die richtige Nahrung für sich selbst förmlich zu wittern.

✨ Übung 1:
Gerade gegessen ✨

Dauer: 5 Minuten

Für viele meiner Klienten und auch für mich selbst war die folgende Übung ein wahrer Augenöffner. Sie ist gewissermaßen die Kernübung bei der Erkundung der Botschaften, die unser Körper uns laufend sendet und die wir doch, abgelenkt durch so viele andere Sinneseindrücke, so leicht zu übersehen neigen. Es hat sich bewährt, diese Übung besonders oft durchzuführen. Allerdings kann sie ihre volle Wirkung erst entfalten, wenn Sie sie mit den anderen Übungen kombinieren.

Tatsächlich ist dies die zentrale, tragende Übung innerhalb der SI-Methode und damit sozusagen die Eintrittspforte für das Verständnis Ihrer Körpersignale aufs Essen. Machen Sie die »Gerade gegessen«-Übung am besten, direkt nachdem Sie eine Mahlzeit oder ein Getränk zu sich genommen haben. Die Aufgabe besteht darin, Ihrem Partner – oder sich selbst im inneren Dialog – zu erzählen, wie Ihr Körper, wie Ihre Sinne auf das reagiert haben, was Sie gerade gegessen oder getrunken haben.

Vermeiden Sie dabei möglichst, vorschnell zu bewerten, ob Sie sich bei der Auswahl Ihres Essens »gut« oder »frevelhaft« verhalten haben. Auch macht es keinen Sinn, sich selbst zu verurteilen, wenn Sie merken, dass Ihnen etwas gar nicht bekommen ist, oder aus dem, was Sie spüren, Vorsätze abzuleiten. Es geht lediglich darum, Ihre Achtsamkeit, Ihre Wahrnehmung zu schulen und sie zu formulieren.

Führen Sie die Übung in den ersten drei Wochen ruhig jeden Tag durch, zumindest jedoch jeden zweiten Tag. Zusätzlich können Sie an den dazwischenliegenden Tagen jeweils eine der anderen beiden Übungen machen, die ich Ihnen im Anschluss zeige.

❧ Einfach fühlen, wie's bekommt: Ihre Checkliste ❧

Die Signale, mit denen unser Körper auf das reagiert, was wir essen und trinken, sind vielfältig. Häufig zeigt sich eine Bekömmlichkeit nicht allein im Verdauungstrakt, sondern auch an Haut und Haaren, an unserer Stimmung oder an dem Maß an Lebensenergie, das uns gerade zur Verfügung steht. Zudem treten nicht alle Zeichen gleich in den ersten Stunden auf. Manche machen sich zeitlich verzögert erst Tage später bemerkbar. Natürlich können Ihre Essenserfahrungen noch weit vielfältiger sein. Zu Ihrer Orientierung habe ich in der folgenden Tabelle eine Liste an Symptomen zusammengestellt, die als Zeichen von Bekömmlichkeit oder Unbekömmlichkeit auftreten können.

Körper-bereich	Mögliches Signal bei Unverträglichkeit, Über- oder Unterversorgung mit bestimmten Nahrungsanteilen
Haut	• Stark fettend und aufgedunsen • Erhöhte Neigung zu Hautunreinheiten
Haare und Nägel	• Kopfhaut stark fettend • Haarausfallrate erhöht • Nagelstruktur gestört in Farbe oder Elastizität
Mund	• Merkwürdiger, unangenehmer Beigeschmack • Unangenehmes Gefühl auf der Mundschleimhaut • Irritationen, Wundwerden und Reizung der Mundschleimhaut • Angegriffener Zahnschmelz • Starke Neigung zu Karies
Speiseröhre	• Sodbrennen
Magen-Darm-Trakt	• Portionsgröße zu klein oder zu groß • Völlegefühl (»... wie ein Stein im Magen«) • Blähungen • Bauchdecke aufgebläht • Nervöses Knurren, nervöse Bewegungen, übermäßige Peristaltik, Unruhe • Schmerz • Probleme bei der Stuhlentleerung: zu dünnflüssig oder zu fest
Immun-status	• Allergische Reaktion auf Nahrungsaufnahme, z.B. laufende Nase, Augenbrennen, Ekzeme • Erhöhte Infektneigung

Mögliches Signal bei Verträglichkeit bestimmter Nahrungsanteile bzw. bei passender Bedarfsdeckung
· Normal fettend, normales Erscheinungsbild · Keine erhöhte Neigung zu Hautunreinheiten
· Kopfhaut normal fettend · Haarausfallrate normal · Nagelstruktur unauffällig
· Angenehmes Mundgefühl
· Keine Probleme
· Portionsgröße angemessen und nicht abfüllend · Eher Leichtigkeit, warmes, wohliges Bauchgefühl, angenehme Ruhe und Unauffälligkeit des Bauchraums · Keine Blähungen · Bauchdecke bleibt eher flach · Angenehmes Gefühl der Leichtigkeit und wohlige Wärme · Kein Schmerz · Keine Probleme bei der Stuhlentleerung, angenehme Stuhlbeschaffenheit
· Unauffällig

Körperbereich	Mögliches Signal bei Unverträglichkeit, Über- oder Unterversorgung mit bestimmten Nahrungsanteilen
Blutdruck	• Erhöhung
Blutzuckerspiegel	• Erhöhung bzw. Erniedrigung
Harnsäure	• Erhöhung
Körpergewicht	• Ungünstige Zu- oder Abnahme
Körperzusammensetzung	• Abbau von Muskelmasse, ungünstige Zu- oder Abnahme von Körperfett, ungünstige Zu- oder Abnahme des Körperwasseranteils
Appetit	• Eher Abneigung gegen ein bestimmtes Nahrungsmittel
Stimmung und Befindlichkeit	• Müdigkeit, Abgeschlagenheit, Konzentrationsstörungen, allgemeine Unlust, Kopfschmerz • »Fressnarkose« nach dem Essen
Körperliche Verfassung	• Abnahme der körperlichen Robustheit, Belastbarkeit und Leistungsbereitschaft
Atmung	• Durch Völlegefühl erschwert • Erschwert durch Blähungen
Wasserlassen	• Übermäßiger Harndrang und Wasserverlust • Zu wenig Harnmenge, sehr dunkle Einfärbung des Urins

Mögliches Signal bei Verträglichkeit bestimmter Nahrungsanteile bzw. bei passender Bedarfsdeckung
• Harmonisch
• Harmonisch
• Harmonisch
• Harmonisch
• Eher Lust auf ein bestimmtes Nahrungsmittel
• Wachheit und Frische • Wohlige Zufriedenheit
• Frei fließend

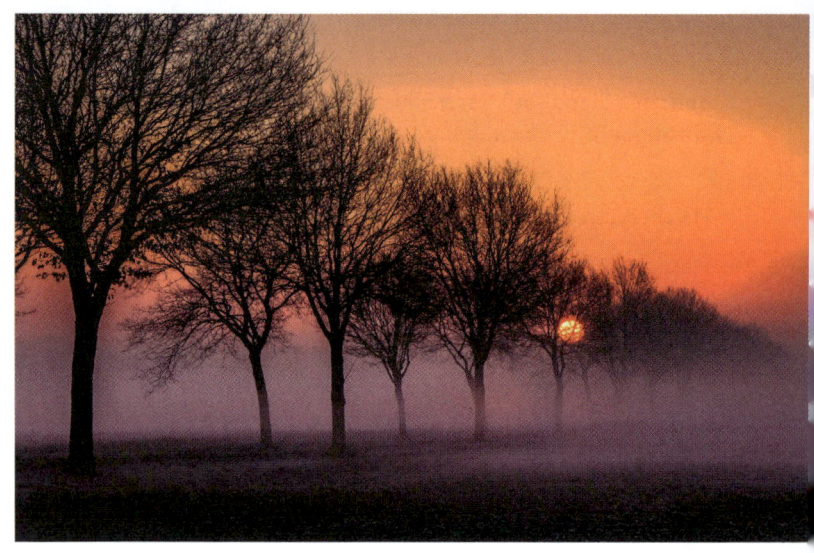

So geht's:

1 Machen Sie es sich bequem und schließen Sie Ihre Augen.

2 Atmen Sie tief durch und lassen Sie mit dem Ausatmen richtig los.

3 Spüren Sie, wie Sie mit dem Einatmen Energie hereinholen und mit dem Ausatmen loslassen.

4 Loslassen, fallen lassen, geschehen lassen. Was von selbst geschieht, ist gut und willkommen. Einfach da sein.

5 Beantworten Sie nun die folgenden Fragen zur Reaktion Ihres Körpers und Ihrer Sinne auf das, was Sie soeben ge-

gessen oder getrunken haben. Nehmen Sie sich nach jeder Frage etwa zehn Sekunden Zeit für eine Antwort, die Sie sich selbst in der Stille, im inneren Dialog geben können. Gehen Sie dann zur nächsten Frage über:

- Wie groß war meine Lust auf dieses Essen?
- Hat mich der Geruch bzw. der Duft dieser Mahlzeit angesprochen?
- Wie war die geschmackliche Qualität?
- Wie war mein Tempo beim Essen?
- Bekommt mir meine Nahrung gerade? Wie fühlt sich mein Bauch an? Spüre ich vielleicht ein wohlig warmes, angenehmes Gefühl in Magen und Darm? Oder vielleicht eher Druck, Unruhe, Völlegefühle, Schmerz, Blähungen oder Sodbrennen? Oder fühlt es sich an wie eine Erschöpfung, eine »Fressnarkose«?
- Wie ist meine Stimmung? Könnte es sein, dass meine Laune etwas mit der Beschaffenheit meiner Mahlzeit zu tun hat?
- Habe ich die passende Menge zu mir genommen oder eher zu viel oder zu wenig? Woran mache ich diese Antwort fest?

Nach der Übung:
Zu welchen Antworten sind Sie gekommen?
Ist Ihnen in Bezug auf Ihr Essen etwas aufgefallen?

Wenn Sie möchten, können Sie die einzelnen Fragen nun noch einmal durchgehen. Falls Sie einen Partner haben, erzählen Sie ihm von Ihren Erfahrungen und tauschen Sie sich darüber aus.

⤳ Übung 2:
Ihr ältester Gefährte
Oder: Den Körper achtsam wahrnehmen ⤳

Dauer: 15 Minuten

Diese Übung ist eine behutsame Einladung zu einer Verabredung mit Ihrem engsten Gefährten, Ihrem Körper. Sie unternehmen dabei mit Ihren Sinnen eine Reise durch alle Regionen Ihres Organismus, von den Zehen bis in die Fingerspitzen.

So geht's:

1 Machen Sie es sich liegend (oder sitzend) auf Ihrem Platz bequem. Schließen Sie Ihre Augen und versuchen Sie, möglichst gerade zu liegen (oder zu sitzen); Kopf, Nacken und Wirbelsäule bilden eine Linie. So fällt es Ihnen leichter, tief und energiereich zu atmen und Ihren ganzen Körper zu spüren. Mit jedem Atemzug sorgen Sie für sich selbst, für Ihren Körper und die Seele. Sie geben sich dem Rhythmus des Lebens hin, versorgen alle Teile Ihres Körpers mit ausreichend Sauerstoff und erleichtern allen Organen auf diese Weise die Arbeit.

Ihr Blut kann ruhig strömen. Ihr Bauchraum entspannt sich angenehm. Bauch und Kopf kommen leichter in einen Zustand entspannter Vitalität.

Während der gesamten Übung geht es nicht darum, etwas zu verändern oder zu erreichen. Es geht darum, einfach zu beobachten, was ist, und es von Augenblick zu Augenblick so anzunehmen, wie es ist.

Beobachten Sie Ihren Atem, wie sich Ihre Bauchdecke hebt und senkt, ganz von selbst, ohne dass Sie etwas tun müssen. Einfach beobachten: ein und aus – und Atempause. Nehmen Sie sich Zeit, Ihren ganzen Körper wahrzunehmen als ein von Ihrer Haut umhülltes Ganzes.

2   Lenken Sie nun Ihre Aufmerksamkeit auf die Zehen Ihres linken Fußes. Beobachten Sie, was Sie in den Zehen wahrnehmen: Temperatur, Berührung (wenn eine Decke auf Ihren Füßen liegt), ein Kribbeln, die Stellung der Gelenke, etwas anderes oder vielleicht auch gar nichts. Es ist auch in Ordnung, eben ganz bewusst nichts zu spüren.
Wenden Sie Ihre Aufmerksamkeit für kurze Zeit wieder Ihrer Atmung zu.

3   Dann widmen Sie sich Ihrer Fußsohle, der Ferse, dem Knöchel. Und während Sie auch in diese Körperteile bewusst ein- und wieder ausatmen, nehmen Sie alle Empfindungen wahr. Registrieren Sie sie und lassen Sie sie dann sogleich wieder los. Dann fahren Sie mit der Übung fort.
Sobald Sie merken, dass Gedanken auftauchen, holen Sie Ihre Aufmerksamkeit zum Atem und zur jeweiligen Körperregion zurück. Tasten Sie sich innerlich auf diese Art und Weise durch das linke Bein aufwärts. Spüren Sie, wie sich Ihr linker Unterschenkel anfühlt, Ihr linker Oberschenkel.

4   Lenken Sie Ihre Aufmerksamkeit nun auf die Zehen des rechten Fußes. Beobachten Sie, was Sie in den Zehen wahrnehmen: Temperatur, vielleicht die Berührung einer Decke, ein Kribbeln, die Stellung der Gelenke, etwas an-

deres oder vielleicht auch gar nichts. Auch hier ist es vollkommen in Ordnung, eben ganz bewusst nichts zu spüren. Wenden Sie Ihre Aufmerksamkeit für kurze Zeit wieder Ihrer Atmung zu.

5 Dann widmen Sie sich Ihrer Fußsohle, der Ferse, dem Knöchel. Und während Sie auch in diese Körperteile bewusst hinein- und wieder herausatmen, nehmen Sie alle Empfindungen wahr. Registrieren Sie sie und lassen Sie sie dann sogleich wieder los.
Fahren Sie dann mit der Übung fort. Gehen Sie mit Ihrer Aufmerksamkeit über das gesamte rechte Bein, den rechten Unterschenkel und den Oberschenkel.

6 Lenken Sie nun Ihre Aufmerksamkeit zu Ihrem Gesäß, links wie rechts, und spüren Sie, wie es sich anfühlt.

7 Dann wandern Sie weiter in Ihren Unterleib und in Ihre Geschlechtsorgane. Spüren Sie, wie Sie sich dort fühlen.

8 Nun gehen Sie mit Ihrer Aufmerksamkeit zu Ihrem Bauch. Spüren Sie, wie sich mit dem Einatmen Ihre Bauchdecke hebt und mit dem Ausatmen wieder senkt. Nehmen Sie sich diesen Augenblick Zeit für Ihren Bauchraum. Bemerken Sie, wie sich Ihr Bauch anfühlt: eher nervös oder angenehm entspannt? Spüren Sie nach, ob Sie hier gerade Enge, Druck oder Unbehagen empfinden oder Freiheit und Leichtigkeit. Atmen Sie tief in Ihren Bauch. Schicken Sie die Kraft Ihres Atems bis in dieses Zentrum Ihres Körpers und achten Sie darauf, dass Sie vollkommen ausatmen.

9 Und nun wandern Sie mit Ihren Gedanken in Ihren Brustraum. Spüren Sie, wie sich Ihre Brust anfühlt, wie sich Ihr Brustkorb mit dem Einatmen anhebt und weitet und mit dem Ausatmen wieder absenkt und zusammenzieht.

10 Lenken Sie nun Ihre Aufmerksamkeit auf den Bereich Ihres Kreuzbeins und Ihres Steißbeins. Spüren Sie, wie Sie sich dort anfühlen.

11 Wenden Sie sich dem Bereich Ihrer Lendenwirbelsäule zu und spüren Sie auch dort in Ihren Rücken hinein. Wie fühlt sich Ihr Rücken dort an?

12 Wandern Sie nun mit Ihrem Bewusstsein weiter den Rücken nach oben, in den Bereich Ihrer Brustwirbelsäule und Ihrer Schulterblätter. Spüren Sie auch dort hinein.

13 Gehen Sie nun mit Ihrer Wahrnehmung zu Ihrem Kopf. Spüren Sie, wie er sich anfühlt. Wie sich Ihr Schädeldach anfühlt, das Innere Ihres Kopfes. Schicken Sie ein Lächeln in Ihren Kopf.
Wandern Sie zu dem Bereich um Ihre Augen. Fühlt es sich dort angespannt an oder ist dort Entspannung? Wie fühlt sich Ihre Mundpartie an, wie Ober- und Unterkiefer? Ist dort Anspannung oder Entspannung?

14 Wandern Sie nun mit Ihrer Wahrnehmung in Ihre linke Schulter, den linken Oberarm, den Unterarm, die linke Hand, Ihre Finger. Wie fühlen Sie sich dort?

15 Und gehen Sie nun in Ihre rechte Schulter, den rechten Oberarm, den Unterarm, die rechte Hand, Ihre Finger. Wie fühlen Sie sich dort?

16 Und während Sie Ihren Körper ganz bewusst erleben, begrüßen Sie ihn mit dem Gefühl der Dankbarkeit – Ihren ältesten Freund und treuesten Gefährten.
Erlauben Sie sich das Gefühl von Zuneigung und Anerkennung, wie Sie es jedem treuen Freund entgegenbringen. Ihnen ist klar, dass Ihr Körper es nicht leicht gehabt hat und dass er sich erholen wird, wenn Sie liebevoll für ihn sorgen.

17 Wenn Sie möchten, atmen Sie noch einmal tief durch und bereiten sich behutsam vor, mit den nächsten Atemzügen die Augen wieder zu öffnen.
Recken und strecken Sie sich, wie es Ihnen guttut. Kommen Sie mit Ihrer Aufmerksamkeit zurück in den Raum und öffnen Sie Ihre Augen. Seien Sie wieder im Hier, erfrischt und wach.

Und nach der Übung:
Wie geht es Ihnen nach der Meditation? Wie war es für Sie? Wenn Sie einen Partner haben, erzählen Sie ihm davon, wie sich die Übung für Sie angefühlt hat. Wenn Sie sie zusammen mit mehreren Personen durchgeführt haben, gehen Sie gemeinsam in Austausch über Ihre Erlebnisse dabei.

✆ Übung 3:
Eine Essmeditation ✐

Dauer: 5 bis 10 Minuten

Diese Übung ist besonders gut geeignet, um mit der eigenen Achtsamkeit vor und während des Essens in Kontakt zu kommen. Sie wurde von dem amerikanischen Achtsamkeitslehrer Jon Kabat-Zinn erstmalig publiziert.

Ziel dieser »Rosinenübung« ist es, dass Sie sich Ihre Sinneseindrücke und Gefühle sowie andere Körpersignale bewusst machen und sie einfach beobachten, ohne sie zu bewerten oder zu verändern.

Sie brauchen dazu eine Rosine (oder eine Cranberry, eine Praline oder eine ähnlich kleine Portion eines festen Nahrungsmittels). Wenn Sie möchten, können Sie jedes Mal, wenn Sie die Übung durchführen, zu einem anderen Lebensmittel greifen.

Die Übung besteht aus acht Schritten. Geben Sie sich für jeden wenigstens eine Minute Zeit. Wählen Sie eine bequeme Position für sich aus, und dann können Sie beginnen:

1. Die Rosine in der Hand halten

Nehmen Sie die Rosine zwischen Zeigefinger und Daumen. Richten Sie den Fokus auf die kleine Frucht und stellen Sie sich vor, Sie sehen diese wirklich zum allerersten Mal. Vielleicht kommen Sie von einem fremden Planeten und haben noch nie zuvor eine gesehen. Begegnen Sie ihr mit Neugier und Erkundungslust.

2. Anschauen

Betrachten Sie die Rosine mit Ihrer ganzen Aufmerksamkeit. Erkunden Sie sie von möglichst vielen Seiten. Welche Farbe hat sie? Wie ist die Oberfläche beschaffen? Wie ist der Lichteinfall?

3. Berühren

Wenn Sie möchten, schließen Sie nun Ihre Augen. Erspüren Sie die Beschaffenheit der Rosine mit Ihren Fingerspitzen. Üben Sie unterschiedlich Druck aus, damit Sie ihre Konsistenz genauer wahrnehmen können.

4. Riechen

Halten Sie die Rosine unter Ihre Nase. Erkunden Sie ihren Geruch. Achten Sie darauf, was nun in Ihrem Mund und in Ihrem Magen vorgeht.

5. Mundgefühl

Führen Sie die Rosine langsam zu Ihren Lippen. Halten Sie noch einmal kurz inne, dann nehmen Sie sie behutsam in Ihren Mund auf, ohne darauf zu beißen. Erkunden Sie die Rosine mit Ihrer Zunge.

6. Schmecken

Machen Sie sich bereit, die Rosine jetzt zu essen. Beißen Sie ganz bewusst zu. Nehmen Sie alle Sinneseindrücke wahr, die sich Ihnen bieten. Kauen und spüren Sie langsam und bewusst, ohne die Rosine zu schlucken. Beachten Sie auch diesmal den Geschmack und die Konsistenz. Was hat sich verändert? Was nehmen Sie wahr?

7. Schlucken

Machen Sie sich bereit, die Rosine hinunterzuschlucken, und versuchen Sie wahrzunehmen, wie Sie nun die Absicht zu schlucken empfinden. Versuchen Sie erst danach, sie tatsächlich herunterzuschlucken. Versuchen Sie zu erspüren, wie die Rosine über die Speiseröhre in Richtung Magen wandert.

8. Nachspüren

Nehmen Sie sich eine Minute Zeit, dem Geschmack der Rosine bewusst nachzuspüren. Was ändert sich? Bleiben Sie so lange noch mit Ihrer Aufmerksamkeit in der Mundregion.

Und nach der Übung

Wenn Sie möchten, können Sie sich auf einem Blatt Papier bis zu 15 verschiedene Qualitäten, Gefühle oder Körpersignale notieren, die Sie gerade an der Rosine in Erfahrung bringen konnten, etwa »angenehm«, »unangenehm«, »momentan passend« oder »unpassend«, »süß«, »runzelig«, »fest«, »wohlig« oder auch »Wasser lief mir im Mund zusammen«. Wie haben Sie sich bei der Übung gefühlt? Wenn Sie sie zusammen mit einem Partner durchgeführt haben, tauschen Sie sich nun darüber aus, welche Erfahrungen Sie gemacht haben.

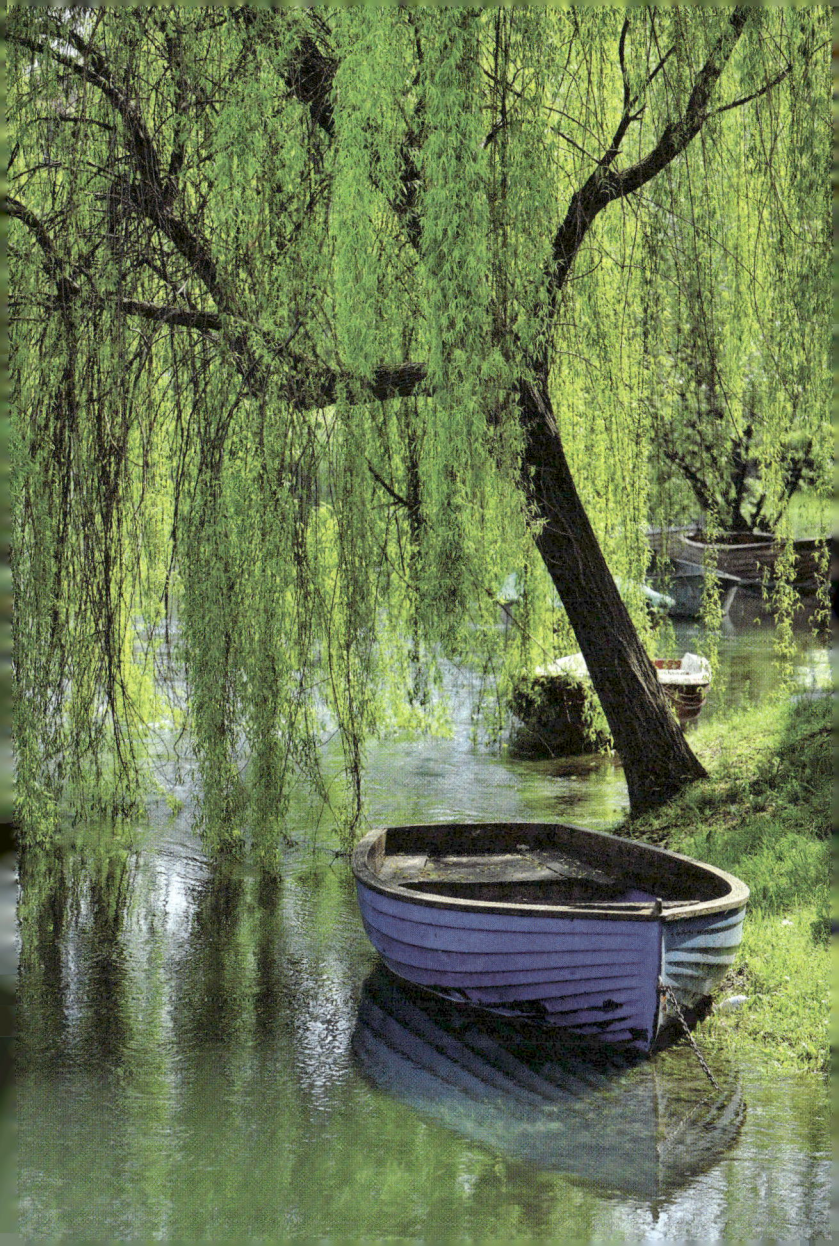

❧ Übungsplan für eine Woche (Beispiel) ❧

▶ **Wenn Sie mehr Zeit investieren wollen**

1. Tag
Übung 1 innerhalb zwei Stunden nach einer Mahlzeit (5 Min.)
und Übung 2 zu einem beliebigen Zeitpunkt (15 Min.)

2. Tag
Übung 1 innerhalb zwei Stunden nach einer Mahlzeit (5 Min.)

3. Tag
Übung 1 innerhalb zwei Stunden nach einer Mahlzeit (5 Min.)
und Übung 3 zu einem beliebigen Zeitpunkt (10 Min.)

4. Tag
Übung 1 innerhalb zwei Stunden nach einer Mahlzeit (5 Min.)

5. Tag
Übung 1 innerhalb zwei Stunden nach einer Mahlzeit (5 Min.)
und Übung 2 zu einem beliebigen Zeitpunkt (15 Min.)

6. Tag
Übung 1 innerhalb zwei Stunden nach einer Mahlzeit (5 Min.)

7. Tag
Übung 1 innerhalb zwei Stunden nach einer Mahlzeit (5 Min.)
und Übung 3 zu einem beliebigen Zeitpunkt (10 Min.)

▶ Wenn Sie weniger Zeit haben

1. Tag
Übung 1 innerhalb 2 Std. nach einer Mahlzeit (5 Min.)

2. Tag
Übung 2 zu einem beliebigen Zeitpunkt (15 Min.)

3. Tag
Übung 1 innerhalb 2 Std. nach einer Mahlzeit (5 Min.)

4. Tag
Übung 3 zu einem beliebigen Zeitpunkt (10 Min.)

5. Tag
Übung 1 innerhalb 2 Std. nach einer Mahlzeit (5 Min.)

6. Tag
Übung 2 zu einem beliebigen Zeitpunkt (15 Min.)

7. Tag
Übung 1 innerhalb 2 Std. nach einer Mahlzeit (5 Min.)

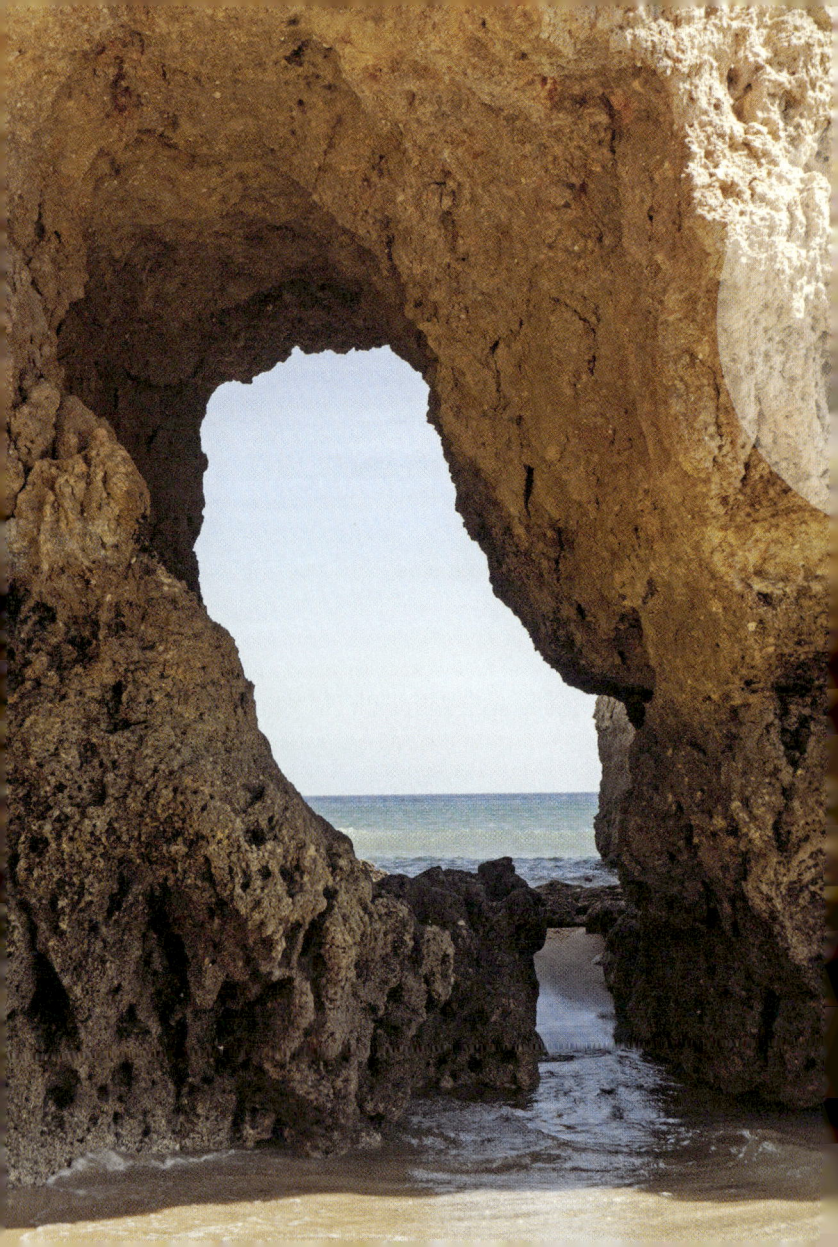

Der fünfte Schritt:

Grundwissen zum Umgang mit Essen und Trinken

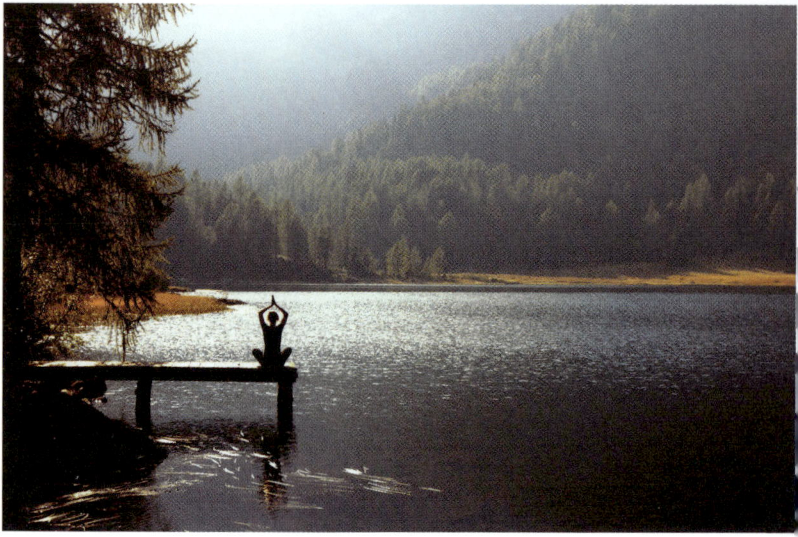

Ob's passt, kann man *spüren*

Auch wenn es bei der SI-Methode vorrangig um die Entwicklung der eigenen Körperwahrnehmung, das Erspürenlernen der eigenen Bedürfnisse und die praktische Selbsterfahrung geht, so gibt es dennoch einige Nahrungsmittel-Basics, die Ihnen bei der Erkundung Ihrer Somatischen Intelligenz eine wertvolle Hilfe sein können.

In aller Regel erfüllt eine Kost, die zu Ihren individuellen Bedürfnissen passt, drei Kriterien:

- Sie verspüren Lust darauf.
- Sie riecht und schmeckt Ihnen gut.
- Sie bekommt Ihnen.

Viele Menschen achten allerdings nur auf die ersten beiden Merkmale. Nur auf Lust, Geschmack und Geruch zu achten, nicht aber auf die Bekömmlichkeit, kann jedoch – oft ohne dass man diese wahrnimmt – auf Dauer zu ernsthaften Problemen führen.

Mir ist kein Grund bekannt, warum Menschen etwas essen sollten, was ihnen nicht bekommt. Das gilt für jede Art von Nahrung – nicht nur für die üblichen Verdächtigen wie Junkfood, Süßigkeiten und Fertiggerichte, sondern genauso für Obst und Gemüse, für Vollkorn- und andere Naturkost sowie für Nahrungsergänzungsmittel. Essen, das Ihnen guttut, wird Ihr Körper mit einem Wohlgefühl und mit gesteigerter Konzentrations- und Leistungsfähigkeit belohnen. Seien Sie, neben aller wundervollen Lust und allem Geschmack, auch achtsam dafür.

✎ Die Frage nach der richtigen Menge ✎

Besonders wichtig, wenn es Ihnen darum geht, Ihr Gewicht zu harmonisieren, ist die Frage nach der passenden Nahrungsmenge.

Bevor sie ihre Selbstwahrnehmung trainieren, sind sich viele Menschen gar nicht bewusst, was für sie individuell die passende, richtige Nahrungsmenge ist. Vielleicht klagen sie öfters über eine »Fressnarkose«, also ein Gefühl der Abge-

schlagenheit und Mattheit nach einer Mahlzeit, oder Völlegefühle. In ihrem Inneren bringen sie diese Empfindungen aber
einfach nicht in Verbindung damit, dass sie zuvor massiv ihre
Sättigungsgrenze überschritten haben.

Mit zunehmender Übung werden Sie vielleicht überrascht
sein, wie wenig Nahrung Sie wirklich brauchen, um sich nicht
zu überessen. Andere brauchen hingegen weiterhin mehr; das
sind oftmals die dünnen Konstitutionstypen, da sie aufgrund
wenig Isolation durch unter der Haut liegendes (subkutanes)
Fett mehr Wärme und somit Energie in Form von Kalorien
abgeben. Sie könnten beim Üben also auch feststellen, wie
wichtig für sie handfeste, großzügige Mahlzeiten sind, um leistungsfähig, gut gelaunt und bei Kräften zu sein.

Wie viel von welcher Nahrung zu welchem Zeitpunkt für Sie
passend ist, werden Sie immer präziser »wittern« lernen, indem Sie die vier vorherigen Schritte berücksichtigen:

1. Das Wissen um Ihre Somatische Intelligenz beim Essen
2. Zur Ruhe kommen
3. Die innere Haltung gegenüber sich selbst
4. Selbstwahrnehmung üben

✎ Zusatzstoffe können die Somatische Intelligenz beeinträchtigen ✎

Wenn Nahrungsmittel Geschmacksverstärker, künstliche
Aromastoffe oder andere »Helfer« aus dem Food-Design
der Lebensmittellabore enthalten, kann das zu Problemen

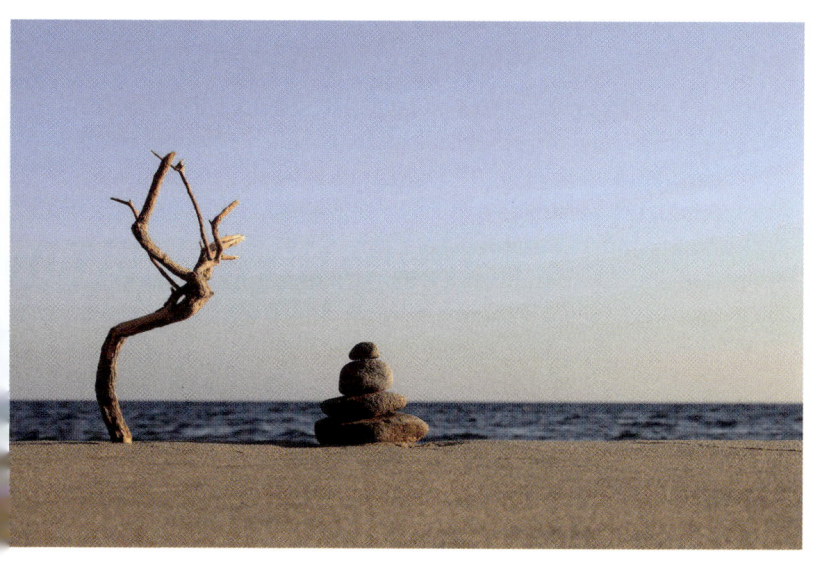

mit der Somatischen Intelligenz führen. Das Hauptziel von Zusatzstoffen ist es ja, ein Gericht oder ein Nahrungsmittel hochwertiger wirken zu lassen, als es tatsächlich ist. Dem Geschmacks- und Geruchssinn gaukeln sie so natürliche Zutaten vor, die im Produkt letztlich nicht erhalten sind. Dann kann es sein, dass wir viel mehr von diesem Nahrungsmittel zu uns nehmen, als wenn es mit naturbelassenen Zutaten hergestellt worden wäre.

Lange schon stecken Zusatzstoffe nicht mehr allein in Snacks und Süßigkeiten, sondern auch in Backwaren, Milchprodukten und anderen Fertiggerichten. Um möglichst wenige Zusatzstoffe aufzunehmen, lohnt es sich, selbst frische Mahlzeiten zuzubereiten. Doch auch, wenn Sie zu Fertigprodukten greifen wollen – beispielsweise aus Zeitgründen –, so gibt es Möglichkeiten, ohne bedenkliche Zusatzstoffe auszukommen, die oft erhebliche gesundheitliche Nebenwirkungen mit sich bringen. Das gesamte Bio-Segment an Fertigprodukten garantiert beispielsweise Freiheit von bedenklichen Zusatzstoffen. Darüber hinaus gibt es kleinere konventionelle Anbieter, die darauf verzichten. Die Firma Frosta zum Beispiel oder auch die Eigenmarke der Lebensmittelkette Tegut.

ᦰ Süßstoffe und Süßhunger ᦰ

Wenn wir Süßes schmecken, erwartet unser Körper Kalorien in Form von Zucker. Das steckt tief in unserem biologischen Programm. Reflexartig schütten manche Menschen dann das Schlüsselhormon Insulin aus, um den Blutzuckerspiegel wieder zu normalisieren und die Nährstoffe in die Zellen einzuschleusen. Bleibt nun aber die vom Körper erwartete Zuckerzufuhr und damit der Blutzuckeranstieg aus, weil Süßstoff im Spiel ist, baut das Insulin eben den Zucker ab, der ohnehin im Blut kursierte. Das Resultat bei manchen Menschen: Der Blutzuckerspiegel sinkt. Für den Körper bedeutet das energetischen Notstand und somit vor allem: Hunger. So wird er versuchen, den entstandenen Zuckermangel auszugleichen, indem er uns durch Lust auf etwas Süßes zum Essen bringt. Hier liegt auch der Grund, warum in der modernen Viehaufzucht gerne Süßstoffe, beispielsweise aus Mais, genutzt werden – mit dem Ziel, dass die Tiere in konventioneller Aufzucht schneller ihr Schlachtgewicht erreichen. Daran können wir sehen, wie in der Absicht des Kaloriensparens durch Süßstoffe die Somatische Intelligenz in die Irre geführt wird: Unter dem

Strich essen wir mehr und nehmen mehr Energie auf, als wir eigentlich gebraucht hätten.

❧ Fettreduzierte Lightprodukte ❧

Vor Jahren habe ich mit meinem Sohn Peter eine Show des bekannten Sternekochs Johann Lafer besucht. Als er uns sein Rezept für Kartoffelpüree verriet, waren wir zuerst ein bisschen irritiert: Er nahm dazu Kartoffeln und Butter zu gleichen Gewichtsanteilen, also halb und halb. Mit dem Probieren des Pürees wichen unsere Zweifel: Es schmeckte fantastisch. Und uns zu überessen, schafften wir beide nicht, denn schon bald meldeten unsere Körper, dass es genug war, obwohl wir beide nur recht wenig davon genossen hatten.

Extra fettreduzierte industrielle Produkte wirken hingegen genau gegenteilig: Durch den niedrigen Fettanteil schmecken sie oft so fade – Fett ist ein Geschmacksträger –, dass die Hersteller mit künstlichen Zusätzen und einer Extraportion süßer, oft stärkehaltiger Kohlenhydrate nachhelfen müssen. Zudem sorgt ein reduzierter Fettanteil für eine kürzere Verweildauer eines Gerichts im Magen. Gerade bei Menschen, welche die Signale des Körpers nicht gut zu deuten wissen, ist das oft ein Grund, schneller wieder etwas zu snacken – und das oft, obwohl der Körper es eigentlich gar nicht bräuchte.

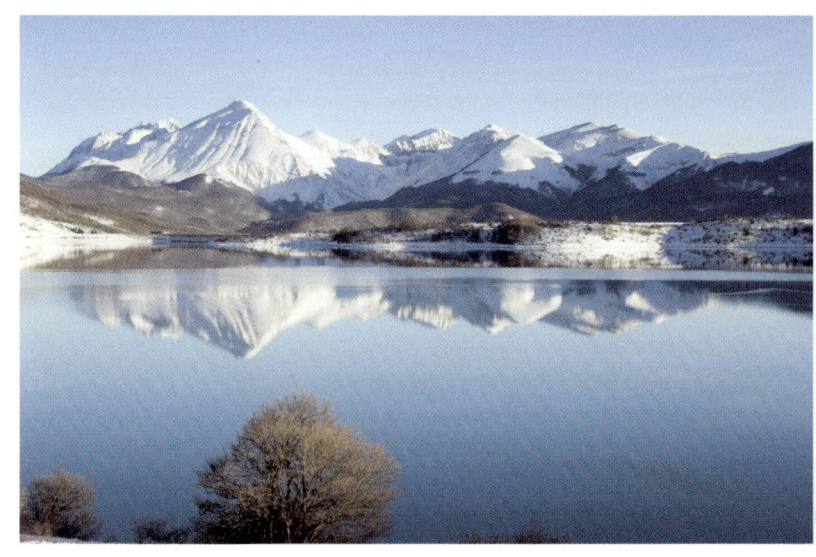

⤜ Trinken ⤛

Als kleiner Junge beim Fußballspielen fiel mir in den Halbzeit-pausen auf, dass es bestimmte Sorten Mineralwasser gibt, die mir besser schmeckten und die ich leichter trinken konnte als andere. Später entdeckte ich bestimmte Wassermarken, bei denen ich sogar nach schweißtreibendem Sport schon nach ein paar Schlucken die Lust am Trinken verlor, während mich andere umso mehr ansprachen.

Bei meiner späteren Arbeit mit Spitzensportlern ist mir dieses Phänomen auffällig oft begegnet: Viele Sportler, ge-rade in extrem anstrengenden Disziplinen wie Marathon, Ultra-Triathlon und Profiboxen, haben ihre individuellen Lieb-lingssorten, deren mineralische Zusammensetzung die Konstellation an Mineralstoffen bietet, die wirklich ihren Bedürfnissen entspricht.

Welches Wasser für Ihre momentanen Bedürfnisse passend ist, können Sie also immer wieder selbst herausfinden, indem Sie sich nach Lust, Geschmack und Bekömmlichkeit fragen. Spezielle isotonische Sportgetränke müssen Ihnen nicht zwangsläufig die beste Flüssigkeitsversorgung bieten, wenn Sie körperlich sehr aktiv sind. Und obwohl ein Wasser ein bestimmtes, als besonders wertvoll beworbenes Mineralstoffprofil aufweisen mag, ist es längst nicht unbedingt das ideale Getränk für Sie und Ihren individuellen Bedarf. Auch hier gilt schlicht und ergreifend die alte Regel: Lauschen Sie Ihren Körpersignalen. Denn meistens geht auch hier achtsames Probieren über das reine Studieren.

Bestimmt kennen Sie die Regel, man sollte nach einer bestimmten Formel 2 Liter Wasser täglich trinken. Auch so eine Normierung wird Ihren individuellen Bedürfnissen meist nicht gerecht. Denn wie viel ein Mensch wirklich braucht, hängt auch davon ab, wie viel Muskelmasse er besitzt, wie stark er schwitzt und wie viel Körperwasser er abatmet. Und da gibt es beträchtliche Unterschiede zwischen den Menschen. Natürlich ist es beeinträchtigend bis gefährlich, zu wenig zu trinken. Je achtsamer wir jedoch für unsere Körpersignale werden, desto besser spüren wir, wann wir wirklich etwas zu trinken brauchen, und desto weniger werden wir vor lauter Ablenkung über den Tag »zu trinken vergessen«.

Öfters melden sich bei mir Eltern, weil sie über den hohen Konsum ihrer Sprösslinge an Cola- und Energydrinks besorgt sind. Etliche berichten mir, wie sich Verbote vor allem ab dem Teenageralter oft als wirkungslos erwiesen hätten. Umso erstaunter sind viele, wenn sie ihren Nachwuchs – statt Verbote und Bedenken anzumelden – dazu anregen, mal ganz unvoreingenommen auf die Antwort ihres Magens auf die oft mit Zucker und Säure beladenen Getränke zu hören. Nimmt der Magen etwa die Getränke still und zufrieden an oder reagiert er mit Unruhe, mit seltsam knurrenden Geräuschen und kommt es zu einer eher unangenehmen Stimmungsveränderung?

Den jungen Leuten so zu ermöglichen, sich selbst Antworten zu geben, statt die angestaubten Regeln von irgendwelchen Altvorderen zu befolgen, verleiht ihnen nicht nur ein besseres Körpergefühl, sondern übt sie auch in Selbstverantwortung und Selbstbewusstsein.

Und ganz nebenbei fängt so mancher junge Genussmensch ganz von selbst an, seine Trinkgewohnheiten zu verändern. Einfach, indem man ihn mit seiner Eigenerfahrung vertraut werden lässt und es ihm selbst überlässt, sich die für ihn passenden Antworten zu geben.

✎ Esstempo ✎

Geben Sie Ihrem Körper Zeit, sich auf das, was Sie ihm an Nahrung anbieten, behutsam einzulassen. Je mehr Zeit Sie sich deshalb fürs Essen nehmen, anstatt es hektisch herunterzuschlingen, je achtsamer Sie sich auf Geruch, Geschmack und Bekömmlichkeit Ihrer Mahlzeiten einlassen, umso klarer werden Sie auch den Punkt wahrnehmen, an dem Ihr Körper eine gesunde Sättigung ausdrückt.

Zum achtsamen Essen tragen für die meisten von uns eine angenehme Atmosphäre, Ruhe und ein Gefühl der Dankbarkeit bei. Termindruck und Multitasking beschleunigen hingegen oft das Esstempo und verhindern, dass wir uns achtsam dem Genuss unserer Mahlzeiten und den Signalen hingeben, die der Körper uns dabei gibt. Organisieren Sie sich deshalb jeden Tag so, dass Sie über genügend Freiräume verfügen, um achtsam und »in sich selbst ruhend« essen zu können.

◈ Bewegung, Gewicht und Körperintelligenz ◈

Jede Form von körperlicher Aktivität sorgt dafür, dass Ihr Energieverbrauch steigt, überschüssige Fettreserven abgebaut und Ihre Muskeln trainiert und erhalten werden. Zudem harmonisiert sich so auf natürliche Weise Ihr Hormonspiegel – ein wichtiger Abnehmhelfer: Stresshormone werden abgebaut und Wohlfühlhormone vermehrt ausgeschüttet. Zudem verfeinert sich mit zunehmender Fitness häufig das Gespür für die eigene Körperintelligenz.

Ein spezielles SI-Training lässt sich in seiner Effizienz allerdings nicht durch Sport ersetzen. Vielmehr ist es gerade auch für Sportler ausgesprochen wichtig, die SI-Methode kennenzulernen. Einerseits können sie so eine echte Leistungssteigerung erreichen, ohne zu illegalen Mitteln zu greifen. Andererseits beugen sie drohenden Überlastungen und gerade bei Sportlern oft fatal wirkenden Zuständen der Fehlernährung vor.

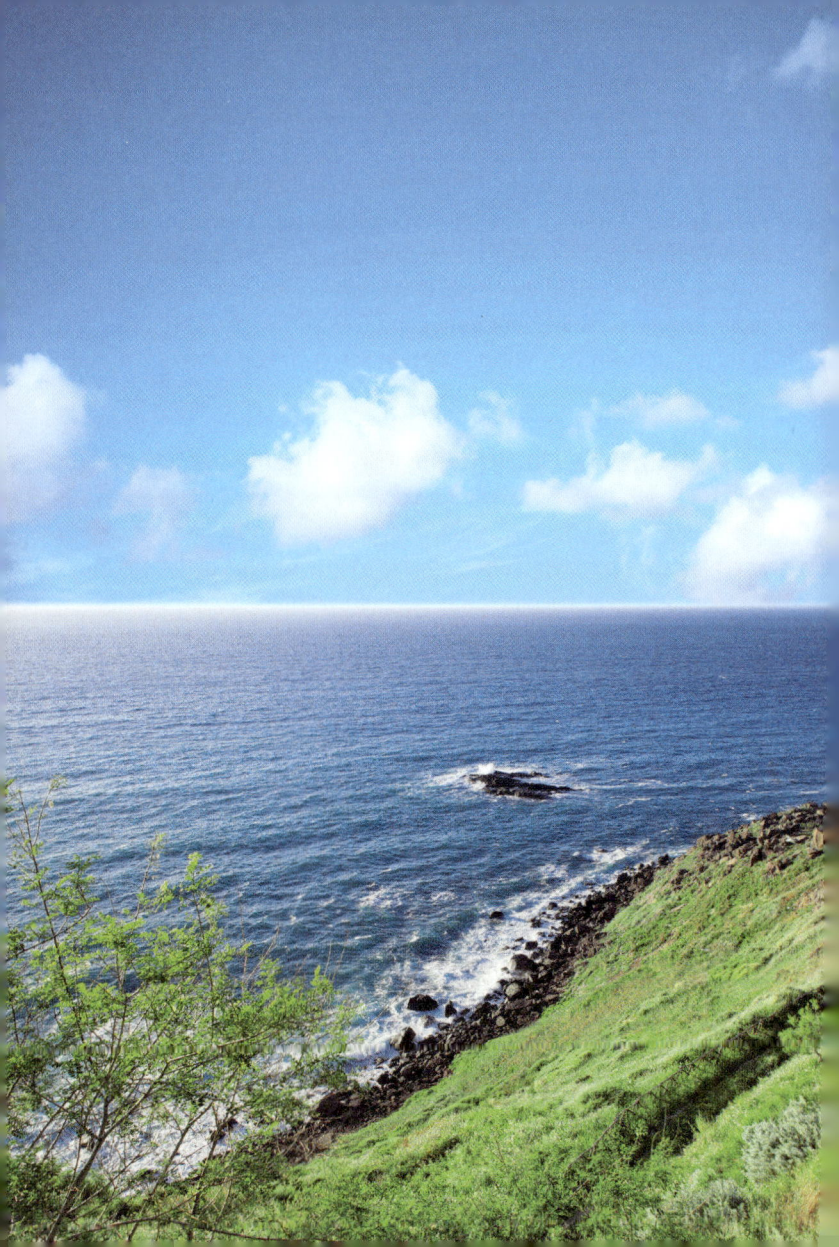

✦ Was will ich? Und was brauche ich? ✦

Das, was wir wollen, kann sich im Leben krass von dem unterscheiden, was wir eigentlich bräuchten. Indem man sich zu sehr auf den Willen ausrichtet und vernachlässigt, was man braucht, handelt man sich im ärgsten Fall beträchtliche Probleme ein: zwischenmenschlich, wirtschaftlich und erst recht gesundheitlich. Wer nur isst, was er will, wer zu viel isst, obwohl ihm der Körper signalisiert, dass es ihm nicht bekommt, der entfernt sich von dem, was er braucht. Und wer seine Bedürfnisse nicht erkennt, läuft oft ahnungslos Gefahr, maßlos zu werden. Das kann leicht selbstschädigende Züge annehmen, von denen die Betroffenen meist erst einmal gar nichts mitkriegen.

✦ Es geht um eine neue Denkweise ✦

Mit den Jahren ist mir in der Begegnung mit meinen Klienten, aber auch im Umgang mit mir selbst immer klarer geworden, dass es eine der größten Herausforderungen unserer Zeit ist, den Unterschied zu begreifen zwischen dem, was ich will, und dem, was ich brauche. Unsere Aufgabe ist es, bei all dem Wohlstand, bei all dem Überangebot, das wir heute haben, unser individuell passendes Maß zu finden, anstatt alles, was uns zur Verfügung stünde, konsumieren zu wollen.

Wenn ich Somatische Intelligenz verkehrt verstehe, z. B. indem ich meine, beim Essen nur auf Lust und Geschmack achten zu müssen, bleibe ich in meiner Entwicklung stecken. Im Prinzip wäre das ähnlich unbesonnen, wie einer Diätschablone zu folgen. Erst wenn ich erfahre, wie mein Körper auf die zugeführte Nahrung reagiert, komme ich an die Frage nach meinen Bedürfnissen, nach dem, was ich wirklich brauche. Dann komme ich in die Eigenverantwortung, weil ich fähig werde, mir selbst eine Antwort zu geben.

⚭ Nicht der Wohlstand ist schuld ⚭

Und so liegt auch die Ursache für die vielen ernährungsmitbedingten Erkrankungen und das ernährungsbedingte Übergewicht nicht an unserem heutigen wundervollen, nie zuvor in der Menschheitsgeschichte da gewesenen Angebot an Nahrung und auch nicht im Bewegungsmangel, sondern letztlich in der Schwierigkeit, die eigenen Körpersignale zu nutzen, um sein individuelles Maß im Umgang damit zu finden. Nicht der Wohlstand ist das Problem, sondern unser Umgang mit ihm.

So setzt die SI-Methode in erster Linie nicht bei Nahrungs- oder Bewegungstipps an, sondern an dem Punkt, an dem wir spüren, wie viel wir wovon brauchen, um uns gut zu fühlen, gut zu leben und auch so auszusehen.

Probleme lassen sich nicht mit den Denkweisen lösen, durch die sie hervorgerufen wurden. Diesem Ausspruch Albert Einsteins entsprechend, beschreibt SI also einen neuen Ansatz in Ernährungsbelangen, der nicht mehr ernährungsbedingtes Übergewicht mit den Mitteln zu lösen versucht, die es haben entstehen lassen (nämlich unbeabsichtigte Maßlosigkeit), sondern sich Lösungsansätzen bedient, die auf einer anderen Ebene liegen und die gerade deshalb so wirksam sind.

⤳ SI ist eine Lebenseinstellung ⤶

SI ist eben tatsächlich mehr als nur ein Ernährungskonzept. SI ist eine Lebenseinstellung, eine innere Haltung sich selbst und der Welt gegenüber. Mäßigung kann nur dann auf Dauer gelingen, wenn der Maßstab bei jedem Einzelnen von innen heraus kommt – angemessen an die individuellen Belange, die von Mensch zu Mensch verschieden sind.

Der Ansatz, wieder mehr auf die Signale zu lauschen, die der Körper uns unentwegt sendet, ist gleichzeitig die Grundlage eines Lebensstils, der integriert, was wir in den letzten Jahrhunderten durch Reglementierung, Militarisierung und Technisierung immer mehr verlernt haben. Nämlich neben all der Logik und Ratio, die unseren Alltag bestimmen, wieder mehr Wert auf unsere inneren Impulse, unsere Gefühle und unsere Intuition zu legen.

Ich wünsche Ihnen von Herzen viel Freude dabei!

SCHLANK SEIN
Die App für Ihre Somatische Intelligenz

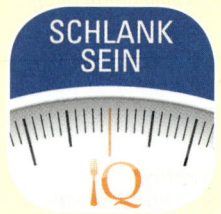

Diese App unterstützt Sie auf Ihrem Smartphone oder Tablet. Sie begleitet Sie in einem 15-Tage-Programm mit essenziellen Übungen, aufschlussreichen Selbsttests und wertvollen Anregungen für einen wertschätzenden, liebevollen Umgang mit sich selbst. Zusätzlich erhalten Sie mit jedem Tag einen Wissens-Snack zum Thema »Somatische Intelligenz«.
Die App finden Sie unter den Begriffen »Schlank sein« oder »Somatische Intelligenz« im Store für IOS und Android.

Weitere Informationen finden Sie auch auf der Website:
www.SI-App.de

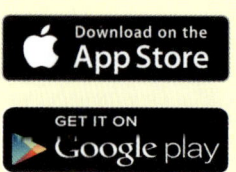

**Ausbildung zum zertifizierten Trainer
für Somatische Intelligenz / SI-Trainer**

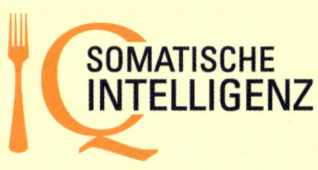

Die SI-Trainer-Ausbildung richtet sich an alle, die selbst erfolgreich Gruppen, Einzelsitzungen und Personal Training zum Thema »Körperintelligenz« anbieten möchten bzw. beabsichtigen, dieses Training in ihr bisheriges Beratungsangebot zu integrieren.

SI-Trainer zu sein ist eine spannende und herausfordernde Arbeit. Sie können Menschen in ihrer körperlichen und persönlichen Entwicklung maßgeblich unterstützen.

Die Ausbildung ist in ihrem Ansatz einzigartig und vermittelt Ihnen kompakt und selbsterfahrend das Wissen und die Werkzeuge, um Menschen fundiert in ihrer Entwicklung zu begleiten.

Weitere Informationen über Termine, Ablauf und Anmeldung finden Sie unter: **www.SI-Ausbildung.de**

Wichtiger Hinweis

Die im Buch veröffentlichten Empfehlungen wurden von Verfasser und Verlag sorgfältig erarbeitet und geprüft. Eine Garantie kann dennoch nicht übernommen werden. Ebenso ist die Haftung des Verfassers bzw. des Verlages und seiner Beauftragten für Personen-, Sach- und Vermögensschäden ausgeschlossen.

Der leichteren Lesbarkeit zuliebe wurde zumeist auf die Doppelung männlicher und weiblicher Formen nach dem Muster »der ... oder die ...«, »er bzw. sie« usw. verzichtet. Selbstverständlich soll die übliche männliche Form den weiblichen Teil der Bevölkerung umfassen.

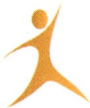

© KOHA-Verlag GmbH Burgrain
Alle Rechte vorbehalten
1. Auflage 2015

Bildnachweis:
• Fotolia – Fond S. 48–50 sowie alle Fotos
• Shutterstock – Icons S. 3 u. a., 17 u. a.

Cover: Sabine Dunst/Guter Punkt, München

Lektorat: Anna Rosenberg
Layout: Birgit-Inga Weber
Gesamtherstellung: Karin Schnellbach
Druck: Finidr, Tschechien
ISBN 978-3-86728-294-9